陈修园

著

俞长荣

点校

伤寒医诀串解

中医启蒙经典·名家校注南雅堂陈修园医书

海峡出版发行集团
THE STRAITS PUBLISHING & DISTRIBUTING GROUP | 福建科学技术出版社
FUJIAN SCIENCE & TECHNOLOGY PUBLISHING HOUSE

图书在版编目（CIP）数据

伤寒医诀串解 /（清）陈修园著；俞长荣点校 .
—福州：福建科学技术出版社，2019.10
（中医启蒙经典 . 名家校注南雅堂陈修园医书）
ISBN 978-7-5335-5879-6

Ⅰ.①伤… Ⅱ.①陈… ②俞… Ⅲ.①《伤寒论》–
研究–中国–清代 Ⅳ.① R222.29

中国版本图书馆 CIP 数据核字（2019）第 070784 号

书　　名	伤寒医诀串解	
	中医启蒙经典·名家校注南雅堂陈修园医书	
著　　者	陈修园	
点　　校	俞长荣	
出版发行	福建科学技术出版社	
社　　址	福州市东水路 76 号（邮编 350001）	
网　　址	www.fjstp.com	
经　　销	福建新华发行（集团）有限责任公司	
印　　刷	福州德安彩色印刷有限公司	
开　　本	700 毫米 ×1000 毫米　1/16	
印　　张	4.25	
字　　数	109 千字	
版　　次	2019 年 10 月第 1 版	
印　　次	2019 年 10 月第 1 次印刷	
书　　号	ISBN 978-7-5335-5879-6	
定　　价	18.00 元	

书中如有印装质量问题，可直接向本社调换

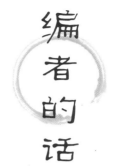

编者的话

陈修园（1753—1823），福建古代名医之一，其善于继承整理古典医籍，功力深厚，涉猎广泛，博采众长，学术上医文并重，法古而不泥古，继承创新并举。他注疏经典，启迪后人，是一位中医科普大家和卓越的教育家。

此套16种陈修园医书（原丛书名为"新校注陈修园医书"）自20世纪80年代由我社出版以来，深受广大中医爱好者和海内外中医界同仁的喜爱，同人脍炙，梨枣再易，总印数达50多万册，并先后荣获首届全国优秀医史文献图书暨中医药工具书银奖、全国首届古籍整理图书三等奖等多项省部级与国家级奖项。为了更好地阐发其学术价值，增强可读性，此次按现行编辑规范全面重新审读和梳理，定名为"中医启蒙经典·名家校注南雅堂陈修园医书"。

　　与其他陈修园医学丛书不同的是，本套丛书校注者不乏闽派著名临床医家、医史学家、我国首批500名老中医专家，他们中有原福建中医学院院长俞长荣、享医史界"南俞北马"之誉的"南俞"俞慎初教授、五世医家的林庆祥中医师。其次，此套丛书校注既遵从医古文规范精妙到位，又贴合临床，从临床角度多有发挥，更切实用性与启发性。为了凸显本套丛书的校注特色，我们基本还原和保留了校注者的校注原貌。

　　值此丛书问世之际，我们深切怀念"新校注陈修园医书"的倡导者、组织者、策划者——我国已故著名中医学家、医史大家俞慎初教授。此次，由俞慎初之女、"新校注陈修园医书"原责任编辑、我社原副社长副总编辑俞鼎芬编审组织联系，我们再次探访了几位校注者。在重新整理此丛书的过程中，我们深为老一辈中医药专家对中医事业的认真执着、无私奉献和不懈追求的精神所感动。他们的精神永远铭刻在我们心中，并激励着后人求索奋进。

　　由于原版书校注年代久远，经过多方努力，仍无法与所有校注者一一取得联系，望校注者或其亲属看到此套丛书后尽快与我社联系，我们将按有关规定寄赠样书并付稿酬。

　　再次感谢为此套丛书出版倾注大量心血的前辈们！

编者

2019 年 5 月

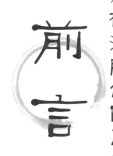

新校注陈修园医书

前言

　　陈修园（1753—1823），名念祖，福建长乐人。他学识渊博，医理精湛，不仅是一位富有创见的医学理论家和医术超群的临床家，同时也是一位杰出的中医科普作家。

　　陈氏热爱祖国医学，以继承、发扬这一宝贵的民族文化遗产为己任，孜孜不倦地为之奋斗终身。他对古典医籍的钻研，功力深厚，涉猎广泛，并博取众长，结合个人实践体会，写出许多著作，因而自成一家。特别可贵的是，他不鄙薄貌似浅易的中医普及工作，数十年如一日，本着"深入浅出，返博为约"的精神，采用通俗易懂的文字，阐释古奥艰深的中医学理，为后学者开启了升堂入室的方便之门。

　　陈氏著作颇多，业经肯定的有《神农本草经读》《时方歌括》《时方妙用》《医学三字经》《医学实在易》《医学从众录》《伤寒论浅注》《金匮要略浅注》《伤寒真方歌括》《金匮方歌括》《长沙方歌括》《景岳新方八阵砭》《灵素集注节要》《女科要旨》《十药神书注解》《伤寒医诀串解》等十六种，包括了从基础到临床，从入门、普及到提高等方面的内容，体现了陈氏的理论、心法和经验。其文字质朴洗炼，畅达优美，歌诀音韵，脍炙人口；其内容深入浅出，切于实用。有人称道他的文章是"连篇累牍而不繁，寥寥数语而不漏"。他的著作，一百多年来流传广泛、影响深远，成为中医自学与教学的重要书籍。

因此，搜集、整理陈氏的医学论著，并加以发扬光大，是中医学术界一项责无旁贷的任务。为此，我们选择了陈修园著作的适当版本，进行了校勘、注释和标点断句，并由福建科学技术出版社分册出版。

祖国医学在漫长的历史发展过程中，虽然几经摧残，但仍人才辈出，代有名家，经验日益丰富，理论不断发展。此中道理，值得探讨。我们希望通过陈修园著作的校注出版，有助于更好地，全面、系统、深入地研究陈氏的学术成就和学术思想；有助于探索中医名家的成长道路，摸索中医人才的培养规律；同时，也给中医临床、教学、授徒与自学提供一份宝贵的参考资料。

然而，由于时代的局限和遵古太甚，陈氏对于祖国医药学的发展，难免认识不足，对持不同学术观点医家的批评，未免失之过激，这是学习、研究陈修园学术思想时应该注意的问题。

中华全国中医学会福建分会
"新校注陈修园医书"校注组
1981 年 8 月

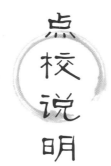

点校说明

一、本书以 1958 年上海科学技术出版社出版的《伤寒医诀串解》为底本，以光绪十八年上海图书集成印书局印行的《陈修园医书廿十一种》为主校本，并参考《伤寒论》（赵开美刻本）和柯韵伯《伤寒论注》进行点校。

二、本书卷次、篇章均依原书排列。底本繁体字竖排今改为简化字横排，底本中的双行小字统一改为单行小字。排式变更造成的文字含义变化予径改，并采用现代标点。卷六篇末按语，乃点校者根据数十年研读《伤寒论》之体会，对陈氏门徒、犹子陈道著撰著的厥阴篇所进行的解剖和评价。

三、底本目录与正文有出入时，依据正文予以调整，力求目录与正文标题一致，不另加注。

四、凡底本无误，校本有误的，不改不注。底本引文虽有化裁，但文理通顺又不失原意者，不改不注。底本明显倒字与漏字等错误或底本引文改变原意时，遵校本据情酌改并酌情出注说明。

五、底本中的异体字、通假字、古今字，或改为简化字，或保留底本原字并酌情出注。

六、底本中某些中药名和中医专业术语具有时代特色，故中药名和中医专业术语与今通行名不同者，为保留古书原貌和时代特色，不作修改。

七、底本中疑难字句、冷僻字、难以理解的典故及重要特殊术语等，酌情简要出注。凡校注之文，仅在首次出现时予以注释说明，再次出现从略。

八、为保留古书原貌，底本观点及理论不作任何删改，药物剂量亦采用旧制，个别当今已禁用或改用替代品的药物也未作改动，请读者注意甄别。

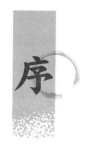

序

　　《伤寒医诀串解》者，长乐陈修园先生晚年所编集也。惜六篇之中尚缺其一，以其未成书，故不及付梓[1]。其门徒、犹子陈道著有卢扁风[2]，闽之名医也。既能学先生之学，又能承先生之志，日尝手披而秘藏之[3]，复体会其遗意而敬续一篇以补其缺，合成六篇，而篇帙遂成[4]。兹修园古矣[5]，其犹子道著亦古矣。闽中林子寿萱专心卫世[6]，于旧书肆中，检得修园先生《注解葛可久十药神书》一卷[7]，购而珍存之。并恐此二种没而不彰，因细加雠校[8]，韵而录之，欲与两先生传名，兼以传世。值余奉命巡抚全闽，因旧疾复起，探知林子精于疗治，常劳诊视。论及闽中名医，林子以陈修园、陈道著两先生对，敬以陈修园先生所著《南雅堂十一种医书》见示。且余本善病人也，又耳熟是书久矣，适林子复以《伤寒医诀串解》手

〔1〕付梓：交付刻印出版。梓，古代刻文字于木板叫梓。

〔2〕犹子：侄儿。卢扁：上古名医的通称。卢，卢医；扁，扁鹊。一说"扁鹊家于卢，因命之曰卢医"（《史记·正义》），则卢医、扁鹊是为一人。

〔3〕披：翻阅。

〔4〕篇帙（zhì 志）：著作。帙、包书的布套。

〔5〕古：作古，即逝世。

〔6〕卫世：保卫世人。这里指从事医学事业。

〔7〕检得：光绪本作"检出"。

〔8〕雠（chóu 仇）校（jiào 教）：雠，"讎"的异体字。雠校，即校对，校刊。

录一通，乞序于余。余不敏，每兢兢官守[1]，尚恐才不足以经世，何暇论及卫世？然《串解》实补《伤寒浅注》所未备，不可以无传，若再附以《十药神书注解》，合而刻之，庶可以作岐黄家秘本矣[2]。今之术岐黄者，果能默会精审，互相参校，其裨益良不浅也。姑就林子所述其缘起，为之弁数语于简端云尔[3]。

咸丰丙辰秋九月望后三日福建巡抚吕佺孙书

---

[1] 兢兢官守：小心谨慎地担负公职。这是封建官吏的通常自诩。
[2] 岐黄家秘本：不肯传授外人的精辟的医学著作。岐黄，即岐伯与黄帝，相传为医家之祖，后世沿用为医家的通称。
[3] 弁（biàn 变）：古冠名。这里作动词用，即放在最前面的意思。简：书简，引申为书籍。　端：开始，前面。

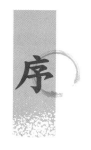

曩集《伤寒浅注》[1]，凡三百九十七法。依法条晰，期于明白易晓，而又虑学者未能融会贯通而得其要旨也。不揣固陋，复为综贯衍绎[2]，名曰《伤寒医诀串解》。其于疑似细微之处，抉剔详辨[3]，颇费苦心。修园老矣，敢谓于此道三折肱[4]？然有志之士诚能即此绅绎其端绪[5]，推寻其纲领，而不眩于似是而非，未必非活国活人之一助也。

闽长乐陈念祖修园识[6]

〔1〕曩（náng 南）：以往；过去。
〔2〕综贯衍绎（yì 意）：综合上下，融汇贯通，推理分析的意思。综，综合。贯，贯通。衍，扩展；推广；绎，解释。
〔3〕抉（jué 决）剔（tī 踢）：抉择，挑选。
〔4〕三折肱（gōng 工）：阅历多的意思。《离骚》："三折肱而成医兮。"
〔5〕绅（chōu 抽）绎：也作抽绎。即引端伸义；阐述之意。颜师古注："绅绎者，引其端绪也。"绅，抽引，理出丝缕的头绪；引申为寻绎义理，缉成条理。
〔6〕识（zhì 志）：与"志"通，记述。

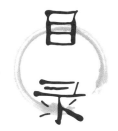

目录

伤寒医诀串解

清　陈念祖修园　著[1]

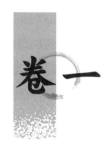

卷一

太 阳 篇[2]太阳为寒水之经[3]主一身之表。

何谓太阳经证[4]？曰：头痛项强、发热恶寒是也。有虚邪、实邪之辨。

脉缓、自汗恶风为虚邪，宜桂枝汤。如八九日过，经不解，如疟状，面热，身痒，以其不得小汗故也，宜桂枝麻黄各半汤。因前此未汗，不得不发其汗；

---

〔1〕陈念祖修园著：光绪本作"闽长乐陈念祖修园著。受业侄道著纂集，东冶林寿萱校订"。以下卷二至卷六同此。

〔2〕太阳篇：光绪本作"太阳篇第一"

〔3〕太阳为寒水之经：这是陈修园根据《内经》"太阳司天，其化以寒""太阳之上，寒气治之，中见少阴"等六气标本理论，对太阳病性质的概括。在陈氏之前，《类经·标本类》中张介宾已说过："太阳为寒水，从寒而化，故寒为本。"

〔4〕证：底本作"症"。"证"与"症"原可通用，但现中医认为，症是指个别症状，而证可包括多个症状。底本和光绪本在这两字的使用上，各自前后都不一致。现按现行中医习惯统一，以下各篇同此。

因日数颇久，故小发其汗。如服桂枝汤，大汗出后，形如疟，日再发者，以余邪未尽故也[1]，宜桂枝二麻黄一汤。大汗之后，不得再行大汗之法，而余邪未尽，不得不从汗而竭之，但药品宜轻耳。

脉浮紧、无汗恶寒，为实邪，宜麻黄汤。如无汗烦躁者，加石膏、姜、枣，名大青龙汤；如干呕而咳，去杏仁，加五味、干姜、半夏、细辛、芍药，名为小青龙汤；此二汤，即麻黄汤之加减，总不出麻黄汤之范围。

此二法，治表中之表也。

何谓太阳府证？曰：表邪不去，必入于里，膀胱为表中之里也。有蓄水、蓄血之辨。

太阳病[2]，其人口渴、烦躁不得眠，脉浮，小便不利，水入即吐，为膀胱蓄水证，宜五苓散。

太阳病，其人如狂，小腹鞕[3]满，小便自利，脉沉，为膀胱蓄血证，宜桃仁承气汤。

此二法，治表中之里也。

何谓太阳变证？曰：汗下失宜，从阴从阳之不一也。

不应下而下之，续得下利清谷，身疼痛，宜四逆汤，以救清谷之里；又以桂枝汤，以救身疼痛之表。

病发热头痛，脉反沉，若不瘥，身体疼痛，当救其里，宜四逆汤。

大汗大下利而厥冷者，四逆汤主之[4]。

太阳病，发汗太过，遂漏不止，其人恶风，小便难，四肢微急难以屈伸，桂枝加附子汤主之。

太阳病，发汗太过，动其荣血，而卫邪反内伏[5]，其人仍发热，心下悸，头眩，身瞤动，振振欲擗地者，真武汤主之。

---

〔1〕余邪：光绪本作"余汗"。
〔2〕太阳病：光绪本均作"太阳证"。
〔3〕鞕："硬"的异体字。
〔4〕大汗大下……主之：此条原载于《伤寒论·厥阴篇》第354条。
〔5〕卫邪：在卫表的邪气。

已上言汗下太过[1]，伤正而虚其阳，阳虚则从少阴阴化之证多[2]，以太阳少阴为表里也。

阳盛于内，误服桂枝汤，大汗出后，大烦大渴不解，脉洪大者，白虎加人参汤主之。

伤寒若吐若下后，七八日不解，热结在里，表里俱热，时时恶风，大渴，舌上干燥而烦，欲饮水数升者，白虎加人参汤主之。

伤寒不大便六七日，为里证；头痛发热，为表证。外不解，由于内不通也。下之，里和而表自解矣，与承气汤。

病人烦热，汗出则解，又如疟状，日晡所发热，属阳明也。

脉实者，宜下之，与大承气汤；脉虚者，宜发汗，与桂枝汤。

发汗后恶寒者，虚故也；不恶寒但热者，实也；当和胃气，与调胃承气汤。

太阳病未解，脉阴阳俱停。停者，沉滞不起也；阴阳者，尺、寸也。必先振栗，汗出乃解。但阳脉微者，先汗而解；但阴脉微者，下之而解。若欲下之，宜调胃承气汤。按此脉微，即上文脉停也。

已上言汗、下失宜，热炽而伤其阴。阴伤则从阳明阳化之证多[3]，以太阳、阳明递相传也。[4]

何谓发汗、利水为治太阳两大门？曰：邪伤太阳，病在寒水之经。驱其水气以外出，则为汗；逐其水气以下出，后为蓄水黄涎[5]，前为小便长。

太阳为寒水之经，邪之初伤，必须发汗。麻黄汤发皮肤之汗，桂枝汤发经络之汗，葛根汤发肌肉之汗，小青龙汤发心下之汗，大青龙汤发其内扰胸中之阳气而为汗。此发汗之五法也。

---

〔1〕已：这里通"以"。

〔2〕少阴阴化之证：太阳病变证的一种。太阳与少阴相表里。由于太阳病过汗或误下，正气受损，证由太阳标热转变为少阴阴寒。

〔3〕阳明阳化之证：太阳病变证的一种。由于太阳病过汗或误下，津液耗损，邪热传入阳明而成里热实证。

〔4〕递（dì 弟）：顺次的意思。

〔5〕蓄水黄涎：黄色黏液状稀便，指服用逐水峻剂后，水由大便而出。这是陈氏通过临床实践观察到的现象。

若汗之而不能尽者，则为水。水在心下，干呕而咳，宜小青龙汤。发热而烦，渴欲饮水，水入即吐，名曰水逆，宜五苓散。汗后心下痞鞕、干噫食臭、胁下有水气、腹中雷鸣下利者，病势虽在腹中，而病根犹在心下，宜生姜泻心汤。此水气在上焦，在上者，汗而散之也。若妄下之后，自心上至小腹硬满而痛不可近，水与气所结。脉迟，名大结胸，宜大陷胸汤。若项亦强，如柔痉之状，宜大陷胸丸。盖病势连于下者主以汤，病势连于上者主以丸是也。若其结止在心下，按之始痛，脉浮滑，名小结胸，邪气尚在脉络，宜小陷胸汤。若无热证，名寒实结胸，宜三物白散。若心下痞鞕满，引胁下痛、干呕、短气、汗出不恶寒，三焦升降之气阻格难通，宜十枣汤。此水气在中焦，中满泻之于内也。若头痛项强、翕翕发热无汗、心下满微痛、小便不利者，因膀胱之水不行，荣卫不调，不能作汗，宜以桂枝去桂加茯苓白术汤治之。是水气在下焦，在下者引而竭之是也。

《内经》云：太阳之上，寒气治之……所谓本也。本之下，中之见也。见之下，气之标也[1]。又曰：太阳从本从标[2]。又曰：太阳为开[3]。又《热病论》曰：伤寒一日，巨阳受之[4]，故头项痛，腰脊强。

《伤寒论》云：太阳之为病，脉浮，头项强痛而恶寒。

---

[1]《内经》云……气之标也：语出《素问·六微旨大论》，这是《内经》标本中气理论的一部分。标本中气是以自然界的火、燥、寒、风、热、湿六气为本，以三阳三阴为六气之标，与标气互为表里之气为中气，本气之下为中见之气，中气之下就是标气。见下表：

本	火气	燥气	寒气	风气	热气	湿气
中	厥阴	太阴	少阴	少阳	太阳	阳明
标	少阳	阳明	太阳	厥阴	少阴	太阴

[2]太阳从本从标：语出《素问·至真要大论》。太阳本寒标阳，中气为少阴君火。中气与标本之气有水火阴阳之异，本、标、中气都不能周化，所以病气变化有从标从本的不同。

[3]太阳为开：语出《素问·阴阳离合论》。太阳主表，故说为开。张介宾《类经·经络类》中说："太阳为开，谓阳气发于外，为三阳之表也。"

[4]巨阳：即太阳。

又云：太阳病，发热，汗出，恶风，脉缓者，名为中风。

又云：太阳中风，阳浮而阴弱，阳浮者热自发，阴弱者汗自出。啬啬恶寒，淅淅恶风，翕翕发热，鼻鸣干呕者，桂枝汤主之。

又云：太阳病，头痛发热，身疼腰痛，骨节疼痛，恶风，无汗而喘者，麻黄汤主之。

太阳主一身之表，六经中最外一层，故表病俱属太阳。但有表中之表。病在肌腠则有汗，宜桂枝汤；病在肤表则无汗，宜麻黄汤。两法用之得当，一剂可愈。又有脉微，恶寒，面色反有热色而身痒，是邪欲出而未得遽出[1]，必得小汗而解，宜桂枝麻黄各半汤。又有服桂枝汤，大汗出后，形如疟，日再发，是肌病兼见表病[2]，宜桂枝二麻黄一汤。是二方即上两法之佐也。然二方能治肌腠、肤表之病，不能治经输之病[3]。太阳之经输在背。《内经》云：邪入于输，腰背乃强。论中以项背强几几，无汗恶风，用葛根汤；项背强几几，反汗出恶风，用桂枝加葛根汤。二方亦上两法之佐也。但两法俱是太阳本寒之证，故方中取用辛热之品。若太阳标热之自汗证，不得遽用桂枝汤，宜用芍药甘草汤。以各证与桂枝证无异，惟脚挛急独异，是太阳之标热合少阴之本热之病也[4]。无汗证，不得用麻黄汤，宜用麻杏甘膏汤。以各证与麻黄证相似，惟初起口渴发热而无恶寒，或发汗已身灼热不似。论虽另别为温病、风温之证，然节首冠以"太阳病"三字，盖指太阳之标热而言。明明为一隅之举，不读《内经》不能解也。其云桂枝二越婢一汤，为标阳内陷于里阴而化热[5]，故热多寒少而脉微弱。论曰无阳，言无在表之阳也。论曰不可发汗[6]，言不可发太阳之表汗也，故用此汤，直从里阴而外越之也。

---

〔1〕遽（jù 巨）：就、急速。

〔2〕肌病兼见表病：指肌腠兼肤表的疾病。

〔3〕经输之病：经脉腧穴的病，意指病位比肌腠更进一层。

〔4〕太阳之标热合少阴之本热：太阳标热本寒，少阴标寒本热。若太阳标热合少阴本热，便是表里俱热证。陈氏这里指的是芍药甘草汤证。

〔5〕标阳：在表的阳邪。

〔6〕论：指《伤寒论》，以下各篇同此。

此又可借用为上两法之佐也。

　　然太阳为表，而亦有里。膀胱即太阳之里也。如太阳病发热无汗[1]，而心下满微痛，小便不利，不宜取汗，宜桂枝去桂加茯苓白术汤，令小便利则愈。又有发汗后，脉浮，小便不利，微热，消渴之证。又有中风发热六七日不解而烦为表证，渴欲饮水为里证，论名曰表里证；水入则吐，论名曰水逆证；两证俱宜五苓散，多饮暖水以出汗。此表中里证之治法也。至若大青龙汤，因脉浮紧，身疼痛，不汗出而烦躁，为麻黄证之重者而设。小青龙汤，因表不解，水停心下而咳噎。变大青龙汤之大寒大散而为发汗利水之剂，即是麻黄汤之加减，总不出麻黄汤之范围。即若桂枝去芍药汤，因桂枝证误下，脉促胸满而设。桂枝去芍药加附子汤，又因前证脉不见促而见微，身复恶寒而设。桂枝加附子汤，因发汗太过遂漏不止、恶风、小便难、四肢微急难以屈伸而设。此因大汗以亡阳，因亡阳以脱液，取附子以固少阴之阳，固阳即所以止汗救液也。推之汗后病已解复烦，及桂枝证初服桂枝汤，反烦不解，刺风池、风府，却再与桂枝汤则愈。其用甚广，总不出于桂枝证"头痛，发热，汗出，恶风"八个字之外。须知太阳治法，不外桂枝、麻黄二汤。服麻黄汤之后，复有再服桂枝汤之法；服桂枝汤之后，并无再服麻黄汤之法。更须知太阳为寒水之经，病本寒者较多，病标热者较少。若标本兼病，亦以热多寒少为欲愈，治伤寒者当知所重矣。此论太阳病，以桂枝、麻黄二汤为主。一线到底，千古注家，无此明晰。外此亦即二汤之更进一步[2]，非离乎二汤之外而立法也。

　　太阳主一身最外一层，邪从外来，须要驱之使出。服上二汤，尚不能出，或留本经，或侵他经，必藉少阳之枢转以达太阳之气而外出也。故小柴胡汤为太阳篇之要剂，今人不知，擅改为少阳主方，失之远矣。故无论桂枝

---

〔1〕太阳病：光绪本作"太阳证"。《伤寒论》原文为："服桂枝汤或下之，仍头项强痛……"

〔2〕外此……一步：指太阳治法不外麻黄、桂枝二汤，其他各方都是在此两方的基础上加减而成的。

证、麻黄证、若值三日、九日、十五日少阳主气之期[1]，必藉其枢转而出。或又见往来寒热，枢不转，现出开阖不利之象：胸胁苦满胸乃太阳出入之部，胁为少阳所主之枢，默默不欲食，心烦默默必神机内郁，而心烦、喜呕、不欲食，必胃气不和而喜呕呕则逆气少疏，故喜也。或涉于心而不涉于胃，则胸中烦而不呕；或涉于阳明之燥气，则渴；或涉于太阴之脾气，则腹中痛；或涉于厥阴之肝气，则胁下痞鞕；或涉于少阴之肾气，则心下悸而小便不利；或太阳藉少阳之枢转已有向外之势，则不渴，身有微热；或涉于太阴之肺气，则咳者，皆以小柴胡为主，而随其或然之证，加减而治之。若太阳病过经不解，先与小柴胡汤；呕不止、心下急、郁郁微烦，与大柴胡汤下之，以平其胃则愈。凡太阳篇有柴胡之方，或因其病象有从枢欲达之意，而以柴胡达之；抑因其久郁未解之邪[2]，而以柴胡可以从枢达之[3]。无非乘机利导之法，亦即麻黄、桂枝二汤进一步之佐也。

推而言之，太阳之气外行于胸膈，不能外而病于内，实则为大、小陷胸汤证，虚则为诸泻心汤证。且太阳之气上行而至于头，下行而归于腹。不能上而病于下，从背而下，结于胞室[4]，则为桃仁承气汤证；从胸而下，瘀于胞室，则为抵当汤证。何莫非桂枝、麻黄二汤应用不用、或用之失法所致哉？盖太阳经正治法不过二十余条而已，其他则皆权变法、斡旋法也[5]。假使治伤寒者，审其脉之或缓或紧，辨其证之有汗无汗，则从而汗之解之，如桂枝、麻黄等法，则邪却而病除矣。其或合阳明、或合少阳、或合三阳者，则从而解之清之，如葛根汤治太阳阳明合病下利、葛根加半夏汤治合病不下

〔1〕少阳主气之期：《素问·热论》有伤寒一日巨阳受之，二日阳明受之，三日少阳受之……六日厥阴受之，即"一日传一经"的说法。依此类推，三日、九日、十五日均为少阳主气之期。《伤寒论》某些条文曾引用此说，但临证所见未必如此。

〔2〕抑：或者。光绪本无"抑"字。

〔3〕而以……达之：光绪本作"一得柴胡可以从枢达之"。

〔4〕胞室：这里指膀胱。

〔5〕斡（wò 握）旋：圆转。引申为随证加减。

利而但呕者，黄芩汤治太阳少阳合病而自利、黄芩加半夏生姜汤治合病而呕者。如白虎汤治三阳合病，其云腹满者，为阳明经热合于前也；其云身重者，为太阳经热合于后也；其云难以转侧者，为少阳经热合于侧也；其云口不仁而面垢者[1]，热合少阳之府也；其云谵语者，热合阳明之府也；其云遗尿者，热合太阳之府也。既审其为三阳之合，又必得自汗出之的证，而后用白虎汤之的方，斯邪分而病解，此为正治之法。

顾人气体有虚实之殊[2]，藏[3]府有阴阳之异，或素有痰饮、痞气，以及咽燥、淋、疮、汗、衄之疾，或适当房室、金刃、产后、亡血之余，是虽同为伤寒之候，不得竟用麻、桂之法矣。于是有旋复代赭石汤治伤寒汗、吐、下解后心下痞鞕、噫气不除，是胃气弱而未和、痰气动而上逆之证。有茯苓桂枝白术甘草汤治吐下后邪解而为饮发之证。《金匮》云，膈间支饮，其人喘满，心下痞坚。又云，心下有痰饮，胸胁支满，目眩。又云，其人振振身瞤剧者[4]，必有伏饮。其云发汗则动经者，言无邪可发而反动其经气也。有承气汤治伤寒六、七日不大便，头痛有热，必衄，以阳热太重，以此汤承在上之热气而使之下也。有小建中汤以治伤寒二、三日，心悸而烦，补中气以生心血。有炙甘草汤治脉结代、心动悸，启肾阴以行于脉道。有四逆汤治发热头痛、脉反沉、身体疼痛，扶肾阳以救其虚陷。是为权变之法。而用桂枝、麻黄等法，又不能必其无过与不及之弊。或汗出不彻而邪不外散，则有传变他经及发黄、蓄血之病。如中风以火劫汗，则两阳薰灼，其身发黄。阳盛则欲衄，阴虚则小便难，甚则见发哕、谵语、捻衣摸床诸危证。服药得小便利者，方可治之。如桂枝证外不解而热结膀胱，其人如狂，血得自下乃愈。若小腹急结，有桃仁承气汤之轻攻法。如麻黄证表不解，脉微而沉，其人狂，其邪反不结于胸，而直下于少腹而鞕满，为瘀热在里。又身黄，脉沉结，小

---

〔1〕面垢：面部如蒙油垢，常见于阳明病热气薰蒸时。

〔2〕气体：指功能和体质。

〔3〕藏：为"脏"的古字。

〔4〕振振：身体轻微的颤动。　身瞤（shùn 顺）：形容肌肉、皮肤、眼睑等处跳动。

便自利，不为水而为血，其血不能自下，必攻而始下，又有抵当汤之峻攻法也。或汗出过多而并伤其阳气，则有振振擗地、肉眴筋惕[1]，为真武汤之证。有发汗后血液内亡、身疼痛、脉沉迟者，为桂枝加芍药生姜人参新加汤证。有发汗过多虚其心气，其人又手冒心喜按者[2]，为桂枝甘草汤证[3]。有发汗后虚其肾气，脐下悸、欲作奔豚，为茯苓桂枝甘草大枣汤证。有发汗后伤其中气，不能运行升降而腹胀满，为厚朴生姜甘草人参半夏汤证。有发汗后反恶寒，阴阳两虚，为芍药甘草附子汤证。且有更发汗，小发汗，论中有论而无方，亦可以意会之。是为斡旋之法，学者宜究心焉。

---

〔1〕肉眴筋惕：筋肉抽掣跳动。
〔2〕叉手冒心：两手交叉按于胸部心尖搏动处。
〔3〕为厚朴甘草汤证：《伤寒论》原文为"厚朴生姜半夏甘草人参汤"。

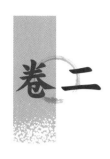

卷二

阳 明 篇 [1] 阳明主里。外候肌肉，内候胃中。

何谓阳明经证？曰：身热，目痛，鼻干，不得眠，反恶热是也。有未罢太阳、已罢太阳之辨。

若兼见头痛恶寒，是太阳证未罢。自汗脉缓，宜桂枝汤；项背强几几，桂枝加葛根汤主之。无汗脉浮，宜麻黄汤；项背强几几，葛根汤主之。

若无头痛恶寒，但见壮热口渴，是已罢太阳，为阳明经之本证，宜白虎汤主之。

何谓阳明腑证？曰：潮热，谵语，手足、腋下濈然汗出，腹满，大便鞕是也。有太阳阳明、少阳阳明、正阳阳明之辨。

本太阳病治之失法 [2]，亡其津液，致太阳之热乘胃燥而转属阳明。其证小便数，大便硬，《伤寒论》谓之脾约 [3]，宜麻仁丸。以上言太阳阳明之证也。

本少阳病治之失法，亡其津液，致少阳之邪乘胃燥而转属阳明，为大便结燥。《伤寒论》谓为大便难，以蜜煎胆汁导之。以上言少阳阳明之证也。

病人阳气素盛，或有宿食，外邪传入，遂归于胃腑。《伤寒论》谓为

〔1〕阳明篇：光绪本作"阳明篇第二"。

〔2〕太阳病：光绪本作"太阳证"。

〔3〕脾约：指津液不足而大便秘结的一种病症。多因脾的运化功能失调，气虚不能化津，致肠中津液不足，故大便干结难解。

胃家实[1]，宜以三承气汤下之。以上言正阳阳明之证也。

阳明在经未离太阳，宜汗之；既离太阳，宜清之；在腑，审其轻重，宜下之。若在经络之界，汗之不可，清之不可，下之不可，宜用吐法。柯韵伯云[2]：除胃实证，其余如虚热咽干、口干口苦、舌胎、腹满、烦躁不得卧、消渴而小便不利，凡在胃之外者，悉是阳明表证。仲景制汗剂，是开太阳表邪之出路；制吐剂，是引阳明表邪之出路，使心腹之浊邪上出于口，一吐则心腹得舒，表里之烦热悉除矣。烦热既除，则胃外清，自不致胃中之实，所以为阳明解表之圣剂。

《内经》云：阳明之上，燥气治之，所谓本也。本之下，中之见也。见之下，气之标也[3]。又曰：阳明不从标本，从乎中见。从中见者，以中气为化也[4]。又曰：阳明为阖[5]。又《热病论》曰：二日阳明受之。阳明主肉，其脉侠鼻络于目[6]，故身热、目痛而鼻干、不得卧也。伤寒多发热，而此独身热者，盖阳明主肌肉，身热尤甚也。邪热在胃则烦，故不得舒也。

《伤寒论》云：问曰，病有太阳阳明，有正阳阳明，有少阳阳明，何谓也？答曰：太阳阳明者，脾约是也。本太阳病不解，太阳之标热合阳明之燥热，以致脾之津液为其所灼而穷约[7]。正阳阳明者，胃家实是也。燥为阳明之本气，

---

〔1〕胃家实："胃家"是胃与大、小肠的简称。胃家实指邪热结于阳明、津液受伤所出现的证候。主要症状为壮热、烦渴、大汗出、脉洪大，若邪热与肠中粪便互结，可出现潮热便秘、腹痛拒按等。

〔2〕柯韵伯：名琴，清代医学家，浙江慈溪人，后迁居江苏常熟。对《伤寒论》很有研究，著有《伤寒论注》《伤寒论翼》等书，是陈修园较为推崇的注家之一。《串解》书中引用柯氏论点的很多。

〔3〕阳明之上……气之标也：语出《素问·六微旨大论》。

〔4〕阳明不从标本……以中气为化也：语出《素问·至真要大论》。阳明本燥，中气是太阴湿，燥可从湿化。所以阳明不从本也不从标，而是从中气。

〔5〕阳明为阖：语出《素问·阴阳离合论》。阳明为三阳之里，阳气蓄于内，故说为阖。"阖"，通"合"。

〔6〕侠（jiā 加）：通"夹"，从两边夹住。《灵枢·经脉》作"挟"，义同。

〔7〕穷约：亏损、减少的意思。穷，贫乏。约，约束；节省。

燥气太过，无中见湿土之化而实。少阳阳明者，发汗利小便，胃中燥烦而实，大便难是也。少阳之上，相火治之。少阳病误发汗，误利小便，则津液竭而相火炽盛，胃中燥实而大便难矣。

阳明之为病，胃家实也。言阳明病虽有三者之分，而其为胃家实则一也。此节为阳明病之提纲。沈尧封云[1]：胃家实，言以手按胃中实硬也。柯韵伯云：不大便利，便是胃家实[2]。尤在泾云[3]：伤寒腹满、便闭、潮热、转失气[4]、手足濈濈汗出等证，皆是胃家实。三说不同，均存之以互参。

问曰：阳明外证云何？答曰：身热，肌肉蒸蒸然[5]。热达于外，与太阳表热不同；汗自出，热气内盛，濈濈然汗溢于外，与太阳之自汗不同。不恶寒，外寒已解；反恶热，里热已盛也。沈尧封云：此节合上一节，为阳明证一内一外之提纲，只因有胃家实之病根，即现热盛汗出之病证，不恶寒反恶热之病情，必内外俱备，方是阳明之的证。

阳明本燥而标阳，若不得中见太阴之湿化，其燥气阳热太盛，则为胃家实之病。故仲景以胃家实为此证提纲，虽有太阳阳明、正阳阳明、少阳阳明之分，而其为胃家实则一也。且更合之外证自热，汗自出，不恶寒反恶热，便知胃家实证。有诸中而见诸外[6]，愈可定其为真阳明也。其证虽有在表宜从汗解者，须知汗出多，脉微，宜桂枝汤；无汗而喘，脉浮，宜麻黄汤。二者俱太阳证而属之阳明者，以其不头痛项强故也。若恶寒已罢，二方必不可用。且阳明提纲重在里证，所以论中以此条别作一章也。

至于阳明本证，有自受证，有转属证，有邪盛证，有正虚证，有能食

---

〔1〕沈尧封：名文彭，清代医学家，嘉善人，著有《医经读》《伤寒论读》《女科辑要》等书。

〔2〕不大便利，便是胃家实：此句《伤寒论注》为"受病后，便不大便，胃家实也"。

〔3〕尤在泾：名怡，清代医学家，江苏长洲（吴县）人，对仲景著作很有研究，著有《伤寒贯珠集》《金匮要略心典》等书。

〔4〕失气：症名。出《素问·咳论》又称转矢气，俗称放屁。

〔5〕蒸蒸然：形容发热如热气蒸腾，从内达外。

〔6〕有诸中而见诸外：机体内部的病变，会通过体表反映出来。

不能食证，有寒冷燥热证，有从枢从开证[1]，有名同而实异、源一而流分证，治之者不得其绪，如治丝而棼之也[2]。

何谓自受？病起于阳明本经自为之病。其外证身热，汗自出，不恶寒反恶热，为阳明病自内达外之表证；其有得之一日不待解散，而二日恶寒自罢，即自汗出而发热，为风寒入于阳明本经之表证；此阳明自受之大略也。

何谓转属？凡太阳病过汗亡其津液，致胃中干燥而转属者固多，亦有本太阳病，初得时发汗不彻，太阳标热之气不能随汗而泄，即与阳明燥气混为一家而转属者；亦有发热无汗，呕不能食，其时即伏胃不和之病机，不因发汗而濈濈然汗出为转属者；更有误下而转属者，此阳明病转属之大略也。

何以谓正虚？本篇第十六节云：阳明病不能食，胃中虚冷，攻其热必哕，言胃府之虚也。第十七节云：脉迟，食难用饱，饱则微烦，头眩，必小便难，此欲作谷瘅，虽下之，腹满如故。此言经脉之虚也。第十八节云：无汗，身如虫行皮中状者，虚故也；此言皮腠之虚也。论虽无方，大抵不外温补之法。第二十六节云：伤寒呕多，虽有阳明证不可攻之。以呕则胃气虚，虽有阳明实热之证，不可误攻而致死。此言胃气虚不可下也。第二十七节云：心下鞕满者，不可攻之，攻之利遂不止者死。论止言心下而不及腹，止言鞕满而不兼痛。且心下为阳明之膈，膈实者腹必虚。腹中之虚气闭于阳明之部，若误攻之，则谷气尽而下利死矣。此言真虚假实者不可下也。第二十八节云：面合赤色，不可攻之，攻之必发热色黄，小便不利。以阳明之脉上循于面，不知熏解之法而误攻之，则变为发热色黄、小便不利等证。此言外实内虚不可下也。须知阳明证虽以胃家实为提纲，惟不得中见太阴之湿化，阳明愈实而中见愈虚。前此注家不知从此发挥，以致患阳明证者，以白虎、承气枉死几千万人也。

何谓邪实？论中阳明府证皆热邪为病。然热邪散漫于内外，大渴大汗，

---

[1] 从枢从开证：少阳从枢，太阳从开。这里指阳明病有兼少阳或太阳证，治宜从少阳转枢或从太阳解表。

[2] 棼（fēn 分）：乱。

宜用白虎逐热而生液；热邪结聚于肠胃，潮热谵语，宜用承气逐热而荡实。二方均为阳明府病而设，误用之便致杀人。第四十一节三阳合病末一句云，若自汗出者，主用白虎汤，可以得其大要。而三承气汤各有所主："阳明证不吐不下，虽胃气不虚，而胃络上通于心，可因其心烦一证而知其胃气不和，可与调胃承气汤，二十九节已有明文也。至于大承气证，于其脉迟，则知其阳邪尽入于里阴。又于其汗出不恶寒，身重，短气，腹满而喘，五者之中更取出里证最确者曰：不恶寒而潮热。言热邪尽入于胃，必变身热为潮热也。且于里证中而知其大便鞕之最确者曰：手足濈然而汗出。言胃主四肢，若大便已鞕者[1]，必通身热蒸之汗自敛而变为手足濈然之汗，方为大承气之的证。否则不过燥屎不行，只为小承气证耳。然而小承气亦不可以轻用也。不大便六七日，欲知其有燥屎与否，少与小承气汤试之。汤入腹中而转失气者，可再用之。若不转失气者，此为胃气之虚，初鞕后溏，必致不能食而胀满，不能饮而作哕矣。论中二十九节、三十节、三十一节当潜心体玩。至于谵语，诸家皆谓邪实，然论中三十二节有实则谵语，虚则郑声之分[2]。本节直视为精气已夺[3]，喘满为脾肺不交，下利为脾肾不固，此皆谵语、虚脱之死候。其余自三十三节至四十三节，实邪固多，而亦不可概认为实邪之为病也。张隐庵云[4]：凡谵语，乃心主神气内虚。言主心，非关于胃。胃燥谵语而用承气，乃胃络不能上通于心，胃气清而脉络能通之义。仲景示以法，不可泥于法也。

何谓能食不能食？若中风则能食，以风能鼓动阳明之气也；若中寒则不能食，以寒能拒闭阳明之气也。中寒之旨，详于第十九节；中风之旨，详于第二十节。意以寒为阴邪而下行，故无汗而小便利；风为阳邪而上行，故

---

[1]言胃主四肢，若大便已鞕者：光绪本"四肢"下有"者"字；次句无"若"字。

[2]郑声：患者在神志不清的情况下，低声断断续续地说重复的话。

[3]直视：指患者在神志不清的情况下，两眼向前凝视、目睛无神的症状。多见于肝风内动或阳明高热、邪扰及心神之时。

[4]张隐庵：名志聪，清代医学家，浙江钱塘（杭州）人，著作有《素问集注》《灵枢经集注》《伤寒论注》等书。

不恶寒而头眩。寒则呕不能食，风则能食；寒则头痛，风则咽痛。此阳明有风、寒之别也。

何谓寒冷燥热之分？本篇第四十四节云：脉浮而迟，虚寒之脉也。其云表热者，阳明戊土不能下合少阴癸水而独主乎外也[1]；其云里寒者，少阴癸水不能上合阳明戊土而独主乎内也；其云下利清谷者，戊癸不合而下焦生阳不升也；以四逆汤为主治。第四十五节云：胃中虚冷者，言中焦土气虚冷也。其云不能食者，中焦虚冷，失其消谷之用也；其云饮水则哕者，两寒相得而为哕也。论中未出方，而理中汤堪为主治。推之第六十节云：食谷欲呕者属阳明也，吴茱萸汤主之，与此节亦互相发明也。第四十六节云：脉浮发热者，阳明燥热在于经脉也。其云口干鼻燥者，热循经脉而乘于上焦也；其云能食则衄者，热在经脉，不伤中焦之胃气。此证正于能食，而得热在经脉之确证。经脉热甚得衄，则热有出路而解矣。推之第六十节食谷则呕后半节云，得汤反剧者，属上焦也。上焦主火热而言，与此节亦互相发明也。

何谓从枢从开？《内经》云：太阳为开，阳明为阖，少阳为枢。三经者不得相失也，使阳明而终于阖则死矣。然则何法以致其开？一则从少阳之枢以转之。四十七节云：下之后，外热，手足温，不结胸，心中懊侬，饥不能食，但头汗出者，是阳明阖，其气不交于上下也，以栀子豉汤主之。四十八节云：发潮热，大便溏，小便自可，胸胁满不去者，是阳明阖，其气不涉于大小二便，止逆于胸胁之间，以小柴胡汤主之。且小柴胡汤，时医止知为少阳之方，而不知为阳明之要方也。四十九节云：阳明病胁下鞕满，言不得少阳之枢，则下焦不通而为不大便；中焦不治，胃气不和而为呕；上焦不和，火郁于上，其舌上现有白胎；可与小柴胡汤。上焦得通，津液得下，胃气因和，身濈然汗出而解，所以从枢以转之者此也。一则从太阳之开以出之。五十节阳明中风，脉弦浮大而短气，共九十三字，解详浅注[2]。病过十日，又当三阴受邪，

〔1〕阳明戊土……而独主乎外也：意思是阳明燥土得不到肾水的滋润，则土燥而呈现表热。阳明属燥土，天干戊亦属土，故称阳明戊土。少阴（肾）属水，天干癸亦属水，故称少阴癸水。

〔2〕浅注：指陈氏另一著作《伤寒论浅注》。

若脉续浮者，知其不涉于阴，仍欲从少阳之枢而出。若脉但浮而别无余证者，是病机欲从太阳之开，可与麻黄汤以助之。若不尿、腹满加哕者，是不从少阳之枢、太阳之开，逆于三阴，为不治之证。所谓从开以出者此也。

何谓名同而实异？《内经》云：人之伤于寒也，则为病热。二日阳明受之，其脉侠鼻，络于目。所云身热、目痛、鼻干、不得眠，是止就阳明经病之一端而言。仲景以胃家实提纲，是该内外证治之全法而立论也[1]。后人妄用升麻葛根汤，反发阳明之汗，上而鼻衄，下而便难，是引贼破家矣。此所谓名同而实则异也。

何谓源一而流分？阳明原主气，而蓄血证则主血；阳明原主燥，而发黄证则合湿[2]。五十五节云：阳明证，其人喜忘，必有蓄血。屎虽鞕，大便反易，其色必黑，抵当汤主之。七十五节云：病人无表里证，发热七八日，虽脉浮数者，可下之。言病在阳明之络，络则无涉于表里也。发热而不恶寒，下之所以泄其热也。假令已下，脉浮已解而数不解，知其热不在气而在血，不在阳明之经而在阳明之络。论名合热，其合有二：一合于中，则为消谷善饥，至六七日不大便，其血必瘀于中，宜抵当汤以攻之；一合于下，则为下利不止，必协热而便脓血，虽未出方，大抵温剂不外桃花汤，寒剂不外白头翁汤之类。同一阳明证，而又有发黄者。第二十一节云：阳明病无汗、小便不利、心中懊憹者，身必发黄。二十二节云：阳明病被火、额上微汗出、小便不利者，必发黄。此言湿热郁于中土也。七十六节云：伤寒发汗已，身目为黄，为寒湿在里。意者湿热之黄可下，而寒湿之黄不可下。虽未出方，大抵五苓散加茵陈蒿为近是。七十七节云：伤寒七八日、身黄如橘子色、小便不利、腹微满者，茵陈蒿汤主之。此言湿热郁于里而为黄，以大黄合茵陈蒿导之从小便出也。七十八节云：伤寒身黄发热者，栀子柏皮汤主之。言湿热已发于外，全无里证，取柏皮以走皮，以三味色黄以治黄也[3]。七十九节云：伤寒瘀

---

〔1〕该：具备，引申为包含。这个意义又写作"赅"。

〔2〕湿：底本作"温"，据光绪本改。

〔3〕取柏皮……以治黄也：此句光绪本作"取柏皮以三味生山栀色黄以治黄也"。

热在里，身必发黄，麻黄连翘赤小豆汤主之。此言伤寒表证未解，而湿热瘀于里而形于外，藉麻黄以取微汗也[1]。此所谓源一而流则分也。

至于治法，阖者恐其终阖，实者虑其大实，故以三承气汤之重剂为主，麻仁丸为润下之轻剂也[2]，蜜煎导为外取之尤轻者也。其调胃承气汤，方中芒硝上承火气，大黄下通地道，不用枳、朴之破泄[3]，而用甘草之和中，所以名为调胃也。其小承气汤，专取通其燥屎，故不用芒硝上承火气，配不炙之枳、朴而疏达壅滞。多与为攻，少与为和，故名之曰小也。若夫大承气汤，乃大无不该，主承通体之火热而下行。凡血气瘀滞、聚邪宿食，无不一扫而净，为下剂之最重者。用之得法，可以起死回生，倘若一误，则邪去而正亦亡矣。所以二十一节言，欲与大承气汤，先少与小承气汤，若转失气为有燥屎，方以大承气汤攻之。与三十六节言欲与大承气汤，即以小承气汤为试，其义相通。详于浅注。若大便鞕，忽见小便数少，以津液当还入胃中，不久自下，不必攻之。详于二十五节，当细味之。三十九节言：汗出谵语，以燥屎在胃中，此为风也。过经乃可下之，下之若早，语言必乱。无非谆谆然不可轻下、不可早下之意。陶节庵云：痞、满、燥、实、坚五者全具，方可用之。此语虽曰未粹[4]，亦堪为卤莽者脑后下一金针也。然论中急下三条却不在痞、满、燥、实、坚五证。第七十节云：伤寒六七日，目中不了了，睛不和，无表里证，大便难。无里证，故大便不鞕，但觉其难；身微热者，无表证，故身无大热而止微热。此为实也，急下之，宜大承气汤。此言悍热之气上走空窍也。七十一节云：阳明病，发热汗多者，急下之。止发热汗出，无燥渴鞕实之证，而亦急下之者，病在悍气无疑矣，宜大承气汤。此言悍热之气内出而迫其津液外亡也。七十二节云：发汗不解，腹满痛者，急下之，宜大承气汤。此言悍热不上走于空窍而下循于脐腹也。三者之外，虽无急下之明文，亦有不可

---

〔1〕微汗：光绪本作"发汗"。

〔2〕丸：底本作"尤"，据光绪本更正。

〔3〕枳、朴：底本作"朴实"，据光绪本更正。

〔4〕粹（cuì 悴）：纯粹。引申为精华。

姑缓者。七十三节云：腹满不减，减不足言，当下之，宜大承气汤。言在阳明无形之悍气，从肓膜而聚有形之胸腹[1]，又与阳明之本气不同也。盖此证初患皆为病不甚重，病家、医家往往不甚留意。若过读薛立斋[2]、张景岳及老村学先生多阅八家书者[3]，为之主方，其死定矣。阳明篇此证甚为难治[4]。其余各证皆可于本篇按法而施方治，自无难事。善读者当自领之，不能以笔楮罄也[5]。

门人问曰：时贤柯韵伯谓：阳明表证身热自汗，不恶寒反恶热，此因内热外发，以栀子豉汤因势吐之。后人认不出阳明表证，既不敢用麻、桂，又不知用栀、豉，必待热深热极，始以白虎、承气投之，是不知仲景治阳明之初法，遂废仲景之吐法，立说甚超，夫子以为何如？

曰：栀子豉汤治心烦、胸中懊侬、不眠等证，堪为阳明证初患未实者之要药。善用之，自有左宜右有之妙[6]。但云因势吐之，是因前人之误，反失栀子豉汤立方之本旨。且以瓜蒂散之涌吐，亦移入阳明篇中，更失之远矣。其自撰出上越、中清、下夺为治阳明三大法，试问阳明篇何尝有涌吐之条乎？

门人又问曰：发汗、利小便为阳明之大禁，然乎？否乎？

曰：此为正论，但不可泥矣。五十二节、五十三节麻黄、桂枝二汤已有明文。且五十八节桂枝汤与大承气汤为一表一里之对峙，以脉实宜下，脉浮虚宜汗。六十二节：病人不恶寒而渴者，此转属阳明也。小便数者，大便必鞕，不更衣十日无所苦也。渴欲饮水，少少与之，但以法救之。渴者宜五

---

〔1〕肓膜：一指心下膈上部位之脂膜，一指肠外之脂膜（肠系膜）。

〔2〕过读：底本作"读过"，光绪本作"过读"；联系下文"其死定矣"，似以"过读"为是；意为不可过于相信薛、张等之说。薛立斋：名己，明代医学家，江苏苏州人，编辑和校刊医书颇多，收入《薛氏医案二十四种》中。

〔3〕多阅八家书：意思是阅读杂说过多，八家书不详。

〔4〕甚：光绪本作"最"。

〔5〕不能以笔楮罄（qìng 庆）也：不要因这证难治，而认为没有方药治疗了。笔楮，笔和纸，这里喻处方用药。罄，尽；引申为无法可施。

〔6〕左宜右有：即左右逢源的意思。这里指栀子豉汤用之得当，能应手取效。

苓散。意者十日无所苦，承气汤既不可用，饮水亦不至数升，白虎加人参汤又非所宜，惟以五苓散助脾气以转输，多饮暖水以出汗，则内外俱松矣。读此可知禁汗为正治之法，而发汗原为除热以存津液起见，亦为权宜之法也。

四十三节云：若脉浮发热、渴欲饮水、小便不利者，猪苓汤主之。意者利水之中寓以育阴，不失阳明之治法。而后半节又云：阳明病，汗出多而渴者，不可与猪苓汤，以汗多胃中燥，猪苓汤复利其小便故也。读此可知利水原为清火以存津液起见，是为权宜之妙用。若汗出不多者可与，汗出多者不可与。以汗之与溺同出而异归，权宜中仍以正治之法为重也[1]。

---

〔1〕仍：光绪本作"又"。

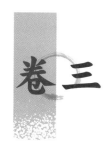

卷三

少 阳 篇 [1] 少阳主半表半里。

何谓少阳经证？曰：口苦，咽干，目眩是也。有虚火、实火二证之辨 [2]。

寒热往来于外，胸胁苦满，默默不欲食，心烦喜呕，为虚火证。宜小柴胡汤。

寒热往来于外，心中痞鞕，郁郁微烦，呕不止，为实火证。宜大柴胡汤。

何谓少阳腑证？曰：少阳主寒热。属于半表则为经，属于半里则为腑。其证虽无寒热往来于外，而有寒热相搏于中，有痞、痛、利、呕四证之辨。

因呕而痞不痛者，半夏泻心汤。

胸中有热而欲呕、胃中有邪气而腹中痛，宜黄连汤。邪已入里，则胆火下攻于脾而自利，宜黄芩汤。

胆火上逆于胃而为呕，宜黄芩加半夏生姜汤。

以上四方，寒热攻补并用，仍不离少阳和解法。

《经》云：少阳之上，相火治之，所谓本也。本之下，中之见也。见之下，气之标也。又曰：少阳从本 [3]。又曰：少阳为枢 [4]。又《热病论》曰：三

〔1〕少阳篇：光绪本作"少阳篇第三"。

〔2〕虚火、实火：小柴胡证为邪入少阳，里实未成；大柴胡证为少阳兼里实。故称前者为虚火，后者为实火。

〔3〕少阳从本：少阳本火而标阳，标（阳）与本（火）同气，故从本化。

〔4〕少阳为枢：少阳位在半表半里，属于太阳和阳明之间，所以有为枢之称。枢，枢轴；枢纽。

日少阳受之。少阳主胆，其脉循胁络于耳，故胸胁痛而耳聋。其经脉出耳前后，下循胸胁，故为胁痛、耳聋等证。

《伤寒论》云：少阳之为病，口苦，苦从火化；咽干，火胜则干；目眩，风火相煽则眩也。此节为少阳证之提纲，主少阳之气化而言也。柯韵伯云：口、咽、目三者，不可谓之表，亦不可谓之里，是表之入里、里之出表处，所谓半表半里是也。三者能开能合，恰合枢机之象。苦、干、眩三者，皆相火上走空窍而为病也。此病自内之外，人所不知，惟病人自知。诊家所以不可无问法。三证为少阳病机兼风火杂病而言[1]。

少阳标阳本火。标本不异，故从本。《经》云：少阳为甲木，主风火之为病。论中止十节。第一节言口苦，咽干，目眩，为少阳之总纲，皆就气化而言也。以下补言经脉。第二节云少阳中风两耳无所闻者，以少阳之脉从耳后入耳中，出走耳前也；目赤者，以少阳之脉起于目锐眦也；胸中满而烦者，以枢不运则满，相火合于君火则烦也；不可吐下者，恐伤上下二焦之气也；吐下则悸而惊者，以手少阳三焦合于手厥阴心包，足少阳胆合于足厥阴肝，吐则伤心包而为悸，下则伤肝而为惊也。此少阳自受之风邪，戒其不可吐下，从总纲中分出一纲也。第三节云：伤寒脉弦细者，以弦为少阳之本脉，而细则为寒邪伤经之脉也。头痛发热属少阳者，以少阳之脉上头角而为痛，少阳之火发于外而为热。此属少阳自受之寒邪也。不可发汗，发汗则谵语者，以少阳主枢而不主表。若发表汗，则耗伤其津液，以致胃不和而谵语，故特申之曰此属胃，言所以运此枢者胃也。胃和则愈，胃不和则烦而悸者，言胃和则能转枢而病愈，胃不和则手少阳三焦之火气上逆而为烦，足少阳胆气失职而为悸也。此少阳自受之寒邪，戒其不可发汗，从总纲中又分出一纲也。但二者为少阳自受之风寒，而更有少阳转属之风寒，又从总纲中续分出一纲。第四节云：本太阳病不解，转入少阳者，转入即转属，言少阳病自受外而又有转属之证也。胁下鞕满者，以少阳之脉其直者从缺盆下腋，循胸，过季胁也；干呕不能食者，以木火相通而胆喜犯胃也；往来寒热者，以少阳居表里之间，

---

〔1〕三证：光绪本作"此三证"。

进而就阴则寒，退而从阳则热也；此三句为少阳病大略。尚未吐下者，以未经吐下，犹幸中气之未伤也。脉沉紧者，以邪气向内则沉，太阳伤寒，其本寒，与少阳火热相搏则脉紧。言外可悟太阳中风其标阳，与少阳相合则脉缓。既入少阳，无论伤寒、中风，皆为枢逆于内不得外达，均宜小柴胡汤达之。故曰：与小柴胡汤。见汗、吐、下皆非所宜，惟此汤为对证之的剂也。然而，汗、吐、下三禁外，又有温针为尤忌。第五节：若已吐、下、发汗、温针，谵语，柴胡汤证罢，此为坏病者，承上节尚未吐、下句而言。庸医误行吐、下，且更发汗、温针，大伤中气，竭其胃液而谵语。其胁下鞭满，干呕不能食，往来寒热之柴胡汤证反罢，胃坏全无枢象，正与第三节所言属胃、胃和则愈之旨相反。故特儆之曰[1]：此为坏病也。知犯何逆，以法治之者，言病无枢象，断不可用小柴胡之枢药，当知所犯何逆而救治之也。且也自受转属误治证，各节既详其义，而合病之脉证不可不明，传经之同异不可不讲，欲已、欲解之日时不可不知。曷言合病？第六节云：三阳受病，脉浮大上关上，但欲眠寐者[2]，以太阳之浮，阳明之大，二脉俱上于少阳之关上，则二阳之气不得少阳枢转，而俱行于阴，故但欲眠寐也。目合则汗者，以开目为阳，合目为阴，阳气乘目合之顷内行于阴，则外失所卫而汗出也。曷言传经？第七节云：伤寒六七日，无大热，其人烦躁者，此为阳去入阴故也。盖以七日来复于太阳，太阳与少阴，一腑一脏，雌雄相应之道也。若少阳病当太阳主气之期，枢有权则外转而出，枢失职则内入而深；去太阳则身无大热，入少阴则其人烦躁；此表里相传之义也。第八节云：伤寒三日，三阳为尽，三阴当受邪，其人反能食而不呕者[3]，此为三阴不受邪也。盖以三日为三阳之终，太阴为三阴之首。能食不呕，太阴不受邪，便知三阴俱不受邪。此以次第相传之义也。曷言欲已之日？第九节云：伤寒三日，少阳脉小者，为欲愈也[4]。

---

〔1〕儆：告诫，警告。

〔2〕眠寐：《伤寒论》原文为"眠睡"。

〔3〕其人反能食而不呕者：《伤寒论》原文无"者"字。

〔4〕愈：《伤寒论》原文为"已"。

言少阳本弦之脉转而为小，小则病退，其病欲已，不但三阴不受邪也。曷言欲解之时？第十节云：少阳病欲解时，从寅至辰上。盖以少阳之气旺于寅卯，至辰时上其气已化[1]，阳气大旺，正可胜邪故也。

少阳全篇止此十节，而病之源流分合无有弗备，治之经权常变无有弗该[2]，熟读而玩味之[3]，方知其妙。

门人问曰：少阳篇止十节，夫子逐节引其原文，析其疑义，与各家之妄逞臆见及画蛇添足者不同[4]。第有论无方，学者无从摸索。本篇中止于第四节云，本太阳病不解，转入少阳者，与小柴胡汤一方。其实此方详于太阳篇中，与阳明篇及各篇亦有之，未可谓为少阳之专方。然则治少阳病将何从下手乎？曰：太阳篇伤寒五六日中风，往来寒热，胸胁苦满，默默不欲食[5]，心烦喜呕，以此数证为小柴胡之的证。其余兼证尚在，或然或不然无定之间，统以小柴胡汤主之。论中谓有柴胡证，但见一证便是，不必悉具，即此意也。以下凡十五节[6]，皆论柴胡汤之证治，不可谓为少阳之正方。然少阳主风火之气，而所重在枢。柴胡为转枢之药，故后人取之以为和解之方，汗下俱在所禁也。然和解中亦兼及汗下，时贤谓为权变法。大抵证兼太阳之表，则宜兼汗；证兼阳明之里，则宜兼下。如柴胡加桂枝汤、柴胡加芒硝汤、大柴胡汤、柴胡桂枝汤等方是也。然寒热游行于外，则有柴胡等法；而寒热互搏于中，则为痞、呕，又有诸泻心汤、黄连汤、黄芩汤等法。柯韵伯《论翼》已详言之[7]。至于少阳为枢，而所以运此枢者胃也。小柴胡汤中之参、枣，是补胃中之正气以转枢；柴胡龙骨牡蛎汤，是驱胃中之邪气以转枢。补正即

---

〔1〕至辰时上其气已化：光绪本作"至辰时则其气已化"。

〔2〕经权常变：意为治疗疾病，既要有原则性，又要有灵活性。经，常规；原则。权，权变；灵活。

〔3〕玩味：思考，体会出道理。玩，欣赏；揣摩。味，辨别味道。

〔4〕臆（yì 忆）见：主观想象和揣测的意思。

〔5〕默默不欲食：《伤寒论》原文"欲"之下有"饮"字。

〔6〕以下凡十五节：指太阳篇第 97 条至 49 条之间，有 15 条提到小柴胡汤的适应证、禁忌证或加减法。

〔7〕《论翼》：指柯韵伯《伤寒论翼》。

所以驱邪，驱邪即所以补正。一而二之，二而一之，不可姑待其枢折而救治无及也[1]。且也黄芪一味得初阳之气[2]，初阳者，少阳也。手少阳三焦之气上逆，则为烦；足少阳胆气失职，则为悸。凡少阳枢折之坏证；必重用此药以救之也。

　　少阳寒热往来[3]，病形见于外；苦、喜、不欲，病情得于内。有"苦、喜、欲"三字，非真呕、真满、真不能饮食也。看"往来"二字，即见有不寒热时。往来寒热、胸胁苦满，是无形之表；心烦喜呕、默默不欲食，是无形之里。其或胸中烦而不呕，或渴，或腹中痛，或胁下痞鞕，或心下悸、小便不利，或咳者，此七证皆偏于里。惟微热为在表，皆属于无形；惟胁痛、痞鞕为有形，皆风寒通证；惟胁下痞鞕属少阳。总是气分为病，非有实热可据[4]，故从半表半里之治法。

　　少阳为游部[5]。其气游行三焦，循两胁，输腠理，是先天真元之正气。正气虚，不足以固腠理，邪因其开，得入其部。少阳主胆，为中正之官，不容邪气内犯，必与之相搏，搏而不胜，所以邪结胁下也。邪正相争，即往来寒热；更实更虚，所以休作有时。邪实正虚，所以默默不欲饮食。仲景于表证不用人参，此因邪正分争，正不胜邪，故用之扶元气，强主以逐寇也。若外有微热而不往来寒热，是风寒之表未解，不可谓之半表，当小发汗，故去参加桂。心烦与咳，虽逆气有余而正气未虚，故去人参。如太阳汗后身痛而脉沉迟，与下后协热利而心下鞕，是太阳之半表里证也。表虽不解，里气已虚，故参、桂并用。是知仲景用参，皆是预保元气。更有脉证不合柴胡者，仍是柴胡证。本论云：伤寒五六日，头汗出、微恶寒、手足冷、心下满、口不欲食、

---

〔1〕枢折：门轴折断。这里借喻少阳经发生病变，失去转枢作用。
〔2〕黄芪：应是柴胡。刘云密说："（柴胡）随阳气始生而萌，合乎少阳之气……譬之春风一转，万物改观。"叶天士说："柴胡得天地春生之气性，入少阳而生气血，故主推陈致新也。"柴胡入肝、胆、三焦经，是少阳病主药。
〔3〕少阳寒热往来：此句起，据光绪本另起一行。
〔4〕实热：光绪本作"热实"。
〔5〕游部：没有固定部位，指少阳属半表半里，其气游行于三焦。

大便鞕、脉细者，此为阳微结，半在里半在表也。脉虽沉紧，不得为少阴病者，阴不得有汗。今头汗出，故知非少阴也，可与小柴胡汤。此阳微结之治法也。夫阴不得有汗，亦须活看。然亡阳与阴结，其别在大便：亡阳则咽痛、吐利；阴结则不能食而大便反鞕也。亡阳与阳结，其别在汗：亡阳者卫气不固，汗出必遍身；阳结者邪热闭结郁，汗止在头也。且阳微结者，谓少阳阳微，故不能食而大便鞕为的证；非若纯阳结为阳明阳盛，以能食而大便鞕为的证。则阳结、阳微结之辨又在食也。故少阳之阳微结证，欲与小柴胡汤，必究其病在半表。然微恶寒亦可属少阴；但头汗出，始可属少阳；故反复讲明头汗之义，可与小柴胡而无疑也。所以然者，少阳为枢，少阴亦为枢，故见证多相似。必于阴阳、表里辨之真而审之确，始可以一剂而瘳。此少阳、少阴之疑似证，又柴胡证之变局也。

胁居一身之半，故胁为少阳之枢。岐伯曰：中于胁则下少阳，此指少阳自病。然太阳之邪欲转属少阳，少阳之邪欲归进阳明[1]，皆从胁转。如伤寒四五日，身热恶风、头项强、胁下满者，是太阳少阳并病，将转属少阳之机也，以小柴胡汤与之，所以断太阳之来路。如阳明病，发潮热、大便溏、小便自可、胸胁满而不去者，是少阳阳明并病，此转属阳明之始也，以小柴胡汤与之，所以开阳明之出路。若据此次第传经之说，必阳明而始传少阳，则当大便鞕而不当大便溏；当曰胸胁始满，不当曰满而不去矣。又阳明病胁下鞕满，大便鞕而呕，舌上白胎者，此虽已属阳明，而少阳之证未罢也。盖少阳之气游行三焦，因胁下之阻隔，合上节之治节不行[2]，水精不能四布，故舌上有白胎而呕。与小柴胡汤转少阳之枢，则上焦气化始通，津液得下，胃不实而大便自输矣。身濈然而汗出解者，是上焦津液所化，故能开发腠理、熏肤、充身、泽毛，若雾露之溉，与胃中邪热证不同，故以小柴胡汤主之。所谓枢机之象，宜熟玩者也。

---

〔1〕进：同"并"。

〔2〕上节：应是上焦，指肺。

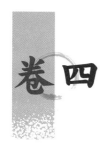

卷四

太阴篇 [1] 太阴为湿土，纯阴之脏也。病入太阴 [2]，从阴化者多，从阳化者少。

何谓太阴之邪从阴化？《伤寒论》云：腹满，吐食，自利，不渴，手足自温，时腹自痛是也。宜理中丸、汤主之。不愈，宜四逆辈。

何谓太阴之邪从阳化 [3]《伤寒论》云：发汗后不解，腹痛，急下之，宜大承气汤是也。又曰：腹满时痛，属太阴也。时痛者，谓腹时痛时止，桂枝加芍药汤主之。大实痛者，大便坚实而痛，桂枝加大黄汤主之。

《内经》云：太阴之上，湿气治之，所谓本也。本之下，中之见也。见之下，气之标也。又曰：太阴从本 [4]。又曰：太阴为开 [5]。又《热病论》曰：四日太阴受之。太阴脉布胃中，络于嗌 [6]，故腹满而嗌干。

《伤寒论》云：太阴之为病，腹满而吐，食不下，自利益甚，时腹自痛。若下之，必胸下结鞕。

按：《伤寒论》太阴病脉证只有八条，后人谓为散失不全及王叔和之

〔1〕太阴篇：光绪本作"太阴篇第四"。
〔2〕病入太阴：光绪本插在"何谓太阴之邪从阴化"之上。
〔3〕何谓太阴之邪从阳化：光绪本作"病入太阴之邪"。
〔4〕太阴从本：太阴本湿而标阴，标（阴）与本（湿）同气，故从本化。
〔5〕太阴为开：太阴为三阴之首，邪由阳转阴由太阴始，故称"为开"。
〔6〕嗌（yì 益）：咽喉。

变乱[1]，而不知八条中有体、有用、有法、有方。真能读者则取之无尽、用之不竭矣。所可疑者：自第一节提纲外，其第二节云太阴中风证四肢烦疼等句，言其欲愈之脉，而不言未愈时何如施治。第三节云：太阴病欲解时，从亥至丑上。以太阴主开，地辟于丑，故愈于其时也[2]。第四节云：太阴病脉浮者，可发汗，宜桂枝汤。而不言脉若不浮如何施治。惟于第五节云：自利不渴者，属太阴，以其脏有寒故也，当温之，宜服四逆辈。曰辈者，凡理中汤、通脉四逆汤、吴茱萸汤之类，皆在其中。第六节云：伤寒脉浮而缓、手足自温者，系在太阴。太阴当发黄，若小便自利者，不能发黄。至七八日，虽暴烦，下利日十余行，必自止。以脾家实，腐秽当去故也。第七节云：本太阳病，医反下之，因而腹满时痛者（属太阴也），桂枝加芍药汤主之。大实痛者，桂枝加大黄汤主之。第八节云：太阴为病，脉弱，其人续自便利，设当行大黄芍药为训者宜减之[3]。以其人胃气弱易动故也。此外并无方治。以为少则诚少矣，而不知两节两出其方[4]，大具经权之道，宜分两截看。

仲景所谓太阴证，与《内经》人伤于寒为热病腹满嗌干证不同。提纲皆言寒湿为病，以四逆汤为治内正法，桂枝汤为治外正法。自第一节至第五节，一意浅深相承，不离此旨，所谓经也，此为上半截。

第六节言伤寒脉浮而缓，手足自温十二句，意者太阴以中见为主。以上五节，言不得中见之寒证。若中见太过，太阴湿土不与寒合而与热合；若

---

[1] 王叔和之变乱：《伤寒论》原著于汉末晋初逐渐散佚。后经王叔和重加整理，使这部著作得以保存。后人（陈修园即其中之一），对《伤寒论》中某些条文感到费解，便归咎于王叔和，这是不公平的。王叔和，名熙，西晋人，做过太医令，除整理《伤寒论》外，还著有《脉经》等书。

[2] 太阴病欲解时……故愈于其时也：亥至丑是晚上十点至二点之间。这段时间是每天的阴中之阴，故属太阴。丑在地支中属土，丑时是凌晨。阴尽阳复，故云"地（土）辟（开）于丑"。又因太阴主脾，脾亦属土，至丑值旺时，故认为此时病可向愈。关于"六经欲解时"之说，多根据五行推理，是否有临床意义，尚有待研究。

[3] 设当行大黄芍药为训者宜减之：《伤寒论》原文无"为训"二字。

[4] 两节两出其方：指桂枝加芍药汤和桂枝加大黄汤。

小便利，则不发黄；若暴烦下利，则腐秽当去；是常证之外，略有变局。另作一小段，承上即以起下。第七节言太阳病误下，转属太阴，腹满时痛，大实痛者，以桂枝加芍药，加大黄为主治。一以和太阴之经络，变四逆辈之温而为和法，变桂枝汤之解外而为通调内外法，是于有力处通其权也；一以脾胃相连，不为太阴之开，便为阳明之合，既合而为大实痛，不得不借阳明之捷径以去脾家之腐秽，要知提纲戒下，原因腹时痛而言。此从正面审到对面以立法。又于暴烦下利十余行自止节，言其愈尚未言方。此从腐秽既下后，而想到不自下时之治法，是于无方处互明方意以通权。此为下半截。

总而言之，四逆辈、桂枝汤及桂枝加芍药、桂枝加大黄汤，皆太阴病之要剂[1]。若不渴则四逆辈必须，若脉弱则芍、黄等慎用。脉浮有向外之势，桂枝汤之利导最宜。烦疼当未愈之时，桂枝加芍药汤亦可通用。原文虽止八条，而诸法无有不具。柯韵伯等增入厚朴生姜半夏甘草人参汤、白散、麻仁丸等方，欲广其用，反废其活法。大抵未读圣经之前[2]，先闻砭剥叔和之语[3]，谓非经文，无不可以任意增减移易，致有是举耳。

按：沈尧封云：太阴、阳明俱属土，同主中州，病则先形诸腹。阳明为阳土，阳道实，故病则胃家实而非满也；太阴为阴土，阴道虚，故病则腹满而不能实也。凡风、燥、热三阳邪犯阳明，寒与湿二阴邪犯太阴[4]。阳邪犯阳则能食而不呕，阴邪犯阴则不能食而吐。阳邪犯阳则不大便，阴邪犯阴则自利。证俱相反可认。若误下则胃中空虚，客气动膈，在阳邪则懊侬而烦，在阴邪则胸下结鞕。倘再误攻，必致利不止而死。此太阴病之提纲。凡称太阴，俱指腹满言。

---

〔1〕总而言之……之要剂：太阴病篇中桂枝汤及桂枝汤类方是为太阴兼外感而设，不是太阴病主方。故对此句宜活看。

〔2〕圣经：指《伤寒论》原著。前人推崇张仲景为圣人，《伤寒论》为经典，故称。

〔3〕砭剥（pū 朴）：指责、攻击的意思。砭，古代以石针刺病叫砭，现引申为规谏过失。剥，通"扑"，打击。

〔4〕湿：底本作"温"，据光绪本改正。

按：柯韵伯云：《内经》云，太阴脉布胃中，络于嗌，故腹满嗌干。此热伤太阴，自阳部注经之证，非论中所云太阴自病也。仲景以太阴自病为提纲，因主阴主内，故提纲中不及中风四肢烦疼之表；又为阴中之至阴[1]，故提纲中不及热病嗌干之证。太阴为开，又阴道虚，太阴主脾所主病。脾主湿，又主输，故提纲中主腹满时痛而吐利，皆是里虚不固、湿胜外溢之证也。脾虚则胃亦虚。食不下者，胃不主纳也。要知胃家不实，便是太阴病。

---

〔1〕阴中之至阴：语出《素问·金匮真言论》。脾属太阴，太阴为三阴之始，故称脾为至阴。至，到达。

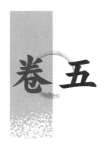

卷五

少 阴 篇[1]

少阴肾中水火同具，邪伤其经，或从水化而为寒，或从火化而为热。二证俱以脉沉细、但欲寐为提纲。

何谓少阴之邪从水化而为寒？曰：脉沉细而微，但欲寐，背恶寒，口中和，腹痛，下利清谷，小便白是也。宜用回阳法。而回阳中首重在温剂，又有交阴阳、微发汗，共成三法。

少阴病，寒邪始伤，是当无热，而反发热，为太阳之标阳外呈；脉沉，为少阴之生气不升。恐阴阳内外不相接，故以熟附助太阳之表阳而内合于少阴；麻、辛启少阴之水阴而外合于太阳[2]。仲景麻黄附子细辛汤非发汗法，乃交阴阳法。以上言交阴阳法也。

少阴病自始得以至于二三日俱无里症，可知太阳之表热非汗不解，而又恐过汗以伤肾液，另出加减法，取中焦水谷之津而为汗，则内不伤阴，邪从表解矣。仲景麻黄附子甘草汤变交阴阳法而为微发汗法。以上言微发汗法也。

手足厥冷，吐利，小便复利，下利清谷，内寒外热，脉微欲绝者，宜四逆汤。

里寒外热，面赤，或腹痛，或干呕，或咽痛，或利止脉不出，汗出而厥[3]，

〔1〕少阴篇：光绪本作"少阴篇第五"。

〔2〕麻、辛：底本作"细辛"，据光绪本更正。

〔3〕汗：底本作"或"，据光绪本更正。

宜通脉四逆汤。

少阴下利，宜白通汤。利不止，厥逆无脉，干呕烦，白通加猪胆汁汤主之。服药后，脉暴出者死，微续者生。汗下后不解[1]，烦躁者[2]，茯苓四逆汤主之。少阴病二三日不已，至四五日，腹痛，小便不利，四肢沉重疼痛，自下利，此为水气，宜真武汤。咳、呕、小便利、下利四症，或有或无，因症下药，当于浅注细玩之。

少阴病得之二三日，口中和，其背恶寒者，太阳之阳，不与少阴之君火相合，当灸之。又身体痛，君火之气不能周遍于一身；手足寒，君火之气不能充达于四肢；骨节痛，君火之神机不能游行以出入；脉沉者，君火之神机不能自下而上。一为阳虚，责在太阳之阳气虚，不能内合；一为阴虚，责在少阴之君火内虚，神机不转，皆以附子汤主之。

少阴病吐、利，神机不能交会于中土；手足逆冷，中土气虚不能达于四肢；烦躁欲死者，少阴神机挟寒而逆于经脉，心脉不能下交于肾则烦，肾脉不能上通于心则躁，吴茱萸汤主之。以上用温剂法也。

何谓少阴之邪从火化而为热？曰：脉沉细而数，但欲寐而内烦外躁，或不卧，口中热，下利清水，小便赤是也。宜用救阴法，而救阴中又有补正、攻邪之异。

少阴病二三日，咽痛者，可与甘草汤；不差，与桔梗汤。

少阴病，咽中伤，生疮，不能语言，声不出者，苦酒汤主之。

少阴病，咽中痛，半夏散及汤主之。

少阴病，下利咽痛，胸满心烦者，猪肤汤主之。

少阴病得之二三日以上，心中烦不得卧，黄连阿胶汤主之。

少阴病，下利六七日，咳而呕渴，心烦不得眠者，猪苓汤主之。

少阴病二三日至四五日，腹痛，小便不利，下利便脓血，桃花汤主之。

以上皆以补正为救阴法也。

---

〔1〕汗下后不解……四逆汤主之：原载于《伤寒论·太阳篇》第69条。

〔2〕躁：底本作"燥"，据光绪本更正。

少阴病得之二三日，口燥舌干者，急下之，宜大承气汤。热淫于内，因而转属阳明，胃火上炎，故口燥舌干。急下之，谷气下流，津液得升矣。

少阴病六七日，腹胀不大便者，急下之，宜大承气汤。得病六七日，当解不解，津液枯涸，因转属阳明，故腹胀不大便。宜于急下者，六七日来阴虚已极，恐土实于中[1]，心肾不交而死也。

少阴病自利清水，色纯青，心下必痛，口干燥者，急下之，宜大承气汤。是土燥火炎，脾气不濡，胃气反厚[2]，水去而谷不去，故宜急下。

以上皆以攻邪为救阴法也。

《内经》云：少阴之上，火气治之，所谓本也。本之下，中之见也。见之下，气之标也。又曰：少阴从标从本[3]。又曰：少阴为枢[4]。又《热病论》曰：五日少阴受之。少阴脉贯肾，络于肺，系舌本，故口燥舌干而渴。

《伤寒论》曰：少阴之为病，脉微细，但欲寐也。微者，体薄而不厚也，为手少阴神病；细者，形窄而不宽也，为足少阴精病。病在阴则欲寐，在阳则不得寐，故曰但欲寐。此为枢象，少阴症之总纲也。柯韵伯云：少阳为阳枢，少阴为阴枢。枢机不利，故欲寐，与少阳喜呕[5]。呕者欲出，阳主外也；寐者主入，阴主内也。喜呕是不得呕，欲寐是不得寐，皆在病人意中得枢机之象如此。又云：但欲寐即是不得眠。然但欲寐是病情，乃问而知之；不得眠是病形，可望而知之。欲寐是阴虚，不得眠是烦躁，故治法不同。

按：少阴本热而标寒，其病或从本而为热化，或从标而为寒化，与太阳一例。第一节言微细之病脉，但欲寐之病情，兼水火、阴阳、标本、寒热而提其总纲也。以下共四十四节，皆本此而立论。然他经提纲皆是邪气盛则

---

〔1〕土实于中：指燥屎内结。土，胃肠。实，燥实。

〔2〕胃气反厚：指胃肠实积。厚，壅滞。

〔3〕少阴从标从本：少阴本热而标阴，中气为太阳寒水。标（阴）与本（热）异气，标本中气都不能同化，所以病气变化或从标，或从本。

〔4〕少阴为枢：少阴居太阴与厥阴之间，为三阴之枢。

〔5〕与少阳喜呕：句末疑漏"同"字。柯韵伯《伤寒论注》有"欲吐不得吐，欲寐不得寐，少阴枢机之象也""枢病而开合不利也，与喜呕同"之说。

实，少阴提纲俱指正气夺则虚，以少阴为人身之根本也。所以第二节即言上火下水虚而未济，第三节即言外阳内阴虚而不交，第四节、第五节又言不可发汗，第六节又就脉而言不可下。无非著眼于"虚"之一字，而以根本为重也。

今再详第二节。原文云"少阴病欲吐不吐，心中烦，但欲寐"三句，指初病时水火不济，已具枢病之象。又云"五六日，自利而渴，属少阴也，虚故引水自救"四句，方指出五六日为少阴主气之期。火不下交则自利，水不上交而作渴，属少阴之虚，为寒热俱有之证。又云"若小便色白者，少阴病阴悉具。小便白者，以下焦虚有寒，不能制水，故令色白也"六句，分出小便色白，始为少阴阴寒之病形悉具。言外见少阴热化之病，邪热足以消水，其小便必赤。此寒热之几微当辨也。其第三节原文云"病人脉阴阳俱紧，反汗出者，亡阳也，此属少阴"四句，以诸紧为寒，阴不得有汗，今反汗出，此属少阴阴盛于内，阳亡于外，阴阳不交之故也。又云"法当咽痛而复吐利"二句，以阴阳不交，则阳自阳而格绝于外，其咽痛为假热之象；阴自阴而独行于内，其吐利为真寒之证。此寒热之真假当分也。其第四节原文云"少阴病，咳而下利，谵语者，被火气劫故也。小便必难，以强责少阴汗也"六句，言少阴上咳下利之证。被火则精竭神越而谵语，小便必难，戒其勿发少阴汗，虑其虚也。其第五节原文云"少阴病，脉沉细数，病为在里，不可发"三句，言少阴自有表里：脉沉而发热，为少阴表，有麻黄附子细辛汤法；脉细而沉数，而不发热，为少阴里，不可发汗。其第六节云"少阴病脉微，不可发汗，亡阳故也。阳已虚，尺脉涩弱者，复不可下之"六句，言脉微为亡阳，不可发汗以伤阳。若兼见尺脉弱涩为亡阴，更不可复下以伤阴。自第二节至此，皆著眼于"虚"之一字以立论也。

请再言欲愈之证。第七节大旨以脉紧为寒，至七八日紧去，而发烦自下利，脉微手足温，此少阴之寒得阳明之热，为戊癸之合化而愈也。第八节大旨，下利自止，得手足温之吉候，虽恶寒蜷卧而可治，以其得中土之气而愈也。第九节提出自烦欲去衣被，虽恶寒而蜷可治，以得君火之气而可治也。第十节少阴中风，风为阳邪，阳寸应浮，阴尺应沉。大旨以阳得微而外邪不复入，阴得浮则内邪从外出而欲愈。言外见中风而可推及伤寒矣。第十一节言少阴病欲解时，从子至寅时上二句指出，阳生于半子而病解[1]，并结上数节少阴得阳则解之义也。

虽贵得阳，阳者，太阳之标阳也。既知得标阳之热化则生，亦当知热化太过而亦成病。第十二节云：少阴病吐、利，手足不逆冷反发热者不死。言少阴而得太阳之标阳也。又云：脉不至，灸少阴七壮。言不得太阳标热之化而下陷，灸之以启在下之阳也。第十三节云：少阴病八九日，一身手足尽热者，以热在膀胱，必动便血也[2]。言少阴热化太过，移于膀胱。膀胱主外，为一身发热；膀胱为胞之室，胞为血海，热邪内干而为便血也。第十四节云，少阴病但厥无汗，热化太过而行于里而为厥。若强发之，必动其血，未知从何道出，或从口、鼻，或从目出，是名下厥上竭，为难治。言少阴热化太过而厥，误汗反增其热。盖主《内经·厥论》"起于足下"，以阳气起于足之里[3]。今误发少阴汗，激动少阴热化之邪自下逆上，名曰厥。少阴原为少血之藏[4]，动其阴血而脱出，名曰上竭，为难治之证。

若夫不得太阳标阳，则为阴寒之证，不止难治，而为不治之死证。自第十五节以及第二十节各有妙义。第十五节云：少阴病，恶寒身踡而利，手足逆冷者不治。盖以少阴之脉起足心，至俞府，行身之前，外呈而为寒，内陷而为利。真阳绝，不行于手足而为逆冷。此言少阴之寒，不得太阳标阳之

---

[1] 阳生于半子：古人把日夜分阴阳，中夜十二点阴尽，十二点以后阳生。子时在夜半十一点至一点之间，一半属阴尽，一半属阳生。

[2] 必动便血也：《伤寒论》原文无"动"字。

[3] 阳气起于足之里：《素问·厥论》原文为："阳气起于足五指之表，阴气起于五指之里。"根据足三阳经脉从头走足出趾，足三阴经脉从足趾走向腹，此句"阳气"当是"阴气"之误。

[4] 少阴原为少血之藏：语本《素问·血气形志篇》："夫人之常数，太阳常多血少气，少阳常少血多气，阳明常多气多血，少阴常少血多气，厥阴常多血少气，太阴常多气少血。"十二经脉的气血多少，在《内经》中凡三见（另两处分别见于《灵枢·五音五味》和《灵枢·九针》）。所述略有不同，一般以《素问》之说为准。

死证也。第十六节云：少阴病，吐、利、躁烦、四肢逆者死[1]。盖少阴上下[2]、水火、阴阳之气，全赖中土以交合。今吐利躁烦，阴阳、水火之气顷刻离决；四肢逆冷，土气已绝；此言少阴不得中土之交之死证也。第十七节：少阴病，下利止而头眩，时时自冒者死。盖以阴竭于下而利止、阳亡于上而眩冒为死证，利不止而眩冒更为死证。言阴阳不得倚附也。第十八节云：少阴病，四逆恶寒而身蜷，脉不至，不烦而躁者死。此言少阴有阴无阳之死证也。第十九节云：少阴病六七日，息高者死。此言少阴生气上脱之死证也。第二十节云"少阴病，脉微细沉，但欲卧，汗出不烦，自欲吐"，此十七字为一截[3]，言少阴阴寒恒有之脉证也。其云"至五六日自利，复烦躁不得卧寐者死"，此十五字又为一截。少阴病以五六日为生死之关，若至五六日云云，是真寒反为假热，阳被阴迫而飞越。此言少阴阳气外脱之死证也。

自章首至此凡二十节，论少阴证之全体已备，但未详其标本、寒热、阴阳、水火、神机枢转、上下出入之理。自二十一节至四十三节，发明其旨而并出其方，读者不可一字放过。此又少阴之大用也。

曷言标本？少阴标寒而本热，与太阳本寒而标热，为雌雄表里之相应。二十一节云：少阴病始得之，反发热脉沉者，麻黄附子细辛汤主之。言少阴脉沉不当发热，今反发热，是太阳标阳陷于少阴而为热，宜以此汤交和其内外也。二十二节云，少阴病得之二三日，麻黄附子甘草汤微发汗，以二三日无里证，故微发汗也。言二三日值少阳主气之期，阴枢藉阳枢之力，可用此汤微发其汗。又申之曰："以二三日无少阴之里证"，止见太阳之表证故也。要知太阳阳虚不能主外，内伤少阴之气，便露出少阴底板；少阴阴虚不能主内，外伤太阳之气，便假借太阳之面目。所以太阳病而脉反沉，用四逆以急救其里；少阴病而表反热，用麻、辛以微解其表。此表里轻重两解法也。故始得之不发汗，得之二三日微发汗。用细辛非发汗，用甘草乃发汗。此旨不

---

[1]四肢逆者死：《伤寒论》原文无"肢"字。

[2]盖少阴上下：光绪本"盖"之下有"以"字。

[3]十七：原文为"十一"，今改正。

可与浅人语也。然二十一节、二十二节合脏腑雌雄而浅深言之，二十三节、二十四节、二十五节就少阴本经分标本而对待言之。其云少阴病得之二三日以上，心中烦不得卧，黄连阿胶汤主之。言少阴本热之病，二三日随三阳主气之期而化热，此少阴本热之证也。其云少阴病得之二三日，口中和，其人背恶寒者[1]，当灸之，附子汤主之。言少阴君火之用弗宣，病在上焦阳中之阳，为阳虚。其云少阴病，身体痛，手足寒，骨节痛，脉沉者，附子汤主之。言少阴生阳之气不用，病在下焦水中之阳，为阴虚[2]，主以附子汤，面面俱到。此少阴标寒之证也，然亦本热之证。不病无形之气化，而病有形之经络者。二十六节云：少阴下利，便脓血者，桃花汤主之。二十七节云：少阴病二三日至四日者，腹痛、小便不利[3]、便脓血者，桃花汤主之。二十八节云：少阴病，下利便脓血者，可刺。此言本热病在经脉者，宜用石药[4]，而济以期门刺法。便脓血亦热入血室之义也。又有标寒之证，病发于手足之少阴，而实本于阳明之中土者。二十九节云：少阴病，吐利、手足厥冷、烦躁欲死者，吴茱萸汤主之。此从少阴而归重到阳明。以百病皆以胃气为本，伤寒证重之，少阴证尤重之。总结上文数节之义，少阴证虽有标本寒热之不同，而著眼不离乎此。首节至此作一大段读。

然而少阴上火下水而主枢也[5]。主枢则旋转无有止息。第三十节云：少阴病，下利、火不下交而下寒。咽痛、水不上交而上热。胸满、心烦者，上下神机内郁而枢转不出，为烦满[6]。猪肤汤主之。此上下而合言也。第三十一节云：少阴病二三日，咽痛者，少阴之脉从心系而挟咽[7]。可与甘草汤；不差者，与

---

〔1〕背：底本作"皆"，据光绪本改。

〔2〕阴虚：这里的"阴"是指下焦肾，不是指与"阳"相对的"阴"。联系上文，上焦阳中之阳指少阴（心）君火，这里下焦水中之阳指命门之火。

〔3〕小便不利：《伤寒论》原文其下还有"下利不止"四字。

〔4〕石药：石类药物。这里指桃花汤中的赤石脂。

〔5〕少阴上火下水：有两种解释。根据标本中气理论，少阴本热标阴，中见太阳寒水，故说上火下水；但联系下文，这里的少阴似指肾脏，肾为水火之脏，故称。

〔6〕上下神机……为烦满：光绪本作"上下神机枢转不出，内郁而为烦满"。

〔7〕少阴之脉从心系而挟咽：底本作"少阴从心系之脉而挟咽"，今据光绪本改。

桔梗汤。此言水不上交而为痛也。第三十二节云：少阴病，咽中伤，生疮，不能语言，声不出者，苦酒汤主之。此言水不上交，甚则兼及于肺而宜敛也。第三十三节云：少阴病，咽中痛，半夏散及汤主之。此言水不上交，正治不愈者，宜用从治之法也。此数节承第三十节咽痛立论，为少阴上火作一楄也[1]。

　　下利为少阴证下水之一楄。自三十四节至三十七节，皆言水火不交，则水中无火，火失闭藏之职。至三十八节变回阳之法为和解，三十九节变辛温之法为清利，而推言中焦不输之下利，言其常亦不遗其变，俱补出少阴主枢之义。今试再详之。第三十四节谓：少阴病下利，白通汤主之。示少阴下利以此为专方。第三十五节谓：少阴病下利脉微者，与白通汤；利不止，厥逆无脉，干呕烦者，白通加猪胆汁汤主之。服汤脉暴出者死，微续者生。此言寒盛骤投热药而拒格，必取热因寒用之法也。第三十六节谓：少阴病二三日不已，至四五日，腹痛、小便不利、四肢沉重疼痛、自下利者，此为有水气，其人或咳，或小便利，或下利，或呕者，真武汤主之。此言水中无火，则土虚不能制水。"此为有水气"五字最重，为少阴之侧面文章，非白通、四逆之为正面文章也。第三十七节谓：少阴病，下利清谷，里寒外热，手足厥逆，脉微欲绝，身反不恶寒，其入面赤色，或腹痛，或干呕，或咽痛，或利止脉不出者，通脉四逆汤主之。此言内真寒而外假热，为少阴之正面文章，又为四逆证之进一步文章也。自三十一节至此，承上第三十节下利立论，为少阴证下水作一楄也。

　　第三十八节谓：少阴四逆，其人或咳，或悸，或小便不利，或腹中痛，或泄利下重者，四逆散主之。此承四逆不专主于虚寒，复设和解一法，以示变动不居之意。所以暗补出主枢之义也。第三十九节谓：少阴下利六七日，

---

〔1〕楄（biǎn　扁）：光绪本作"榍"。楄，同"匾"，门上题额，这里喻为总题或总纲。　榍（shàn　扇），福州方言称门户的一边为一榍，这里可借喻各自的一方。陈修园是闽人，用"榍"亦通。

咳而呕渴，心烦不得眠者，猪苓汤主之。此承下利虽属于下焦，至六七日寒变为热，而气复上行，病见咳、呕、渴、烦、不眠等证，所谓下行极而上也。复设一清利法，遵经旨邪气自下而上者，仍须从下引而出之，亦所以暗补出主枢之义也。跟上第三十节全节大意主枢作一橛也。所以然者，少阴为性命之根，病有水火之分，治若焚溺之救，稍迟则不可挽矣。

第四十节云：少阴病，得之二三日，口燥舌干者[1]，急下之，宜大承气汤。此言少阴君火亢于上，不戢将自焚也[2]。第四十一节云：少阴病，自利清水，色纯青，心下必痛，口干燥者，急下之，宜大承气汤。此言少阴君火亢于上，加以木火煽之，一水不能胜二火而立竭矣。第四十二节云：少阴病六七日，腹胀不大便者，急下之，宜大承气汤。此言少阴君火不能从枢而出，逆于地中而为胀，即《内经》所谓一息不运则针机穷，必急下以运少阴之枢而使转之。少阴三急下证，宜于浅注而熟玩之[3]。又有二急温证。第四十三节云：少阴病，脉沉迟者，急温之，宜四逆汤。言少阴为性命之根，起首脉沉，预知已伏四逆、吐利、烦躁之机，即《易》履霜坚冰至之义[4]。盖于人所易忽者，独知所重而急治之也。第四十四节云：少阴病，饮食入口则吐，心中温温欲吐复不能吐。阴寒拒格不纳，露出枢象。始得之，手足寒、脉弦迟者，此胸中实，不可下也，当吐之。借胸中实可吐症，跌出急温证[5]。若膈上有寒饮，干呕者，不可吐也，急温之，宜四逆汤。此少阴阴气上弥寒饮，不同于胸实。盖人所摇移者，得所独断而急治之也。究而言之，少阴重在救阳，而真阴亦不可伤。第四十五节云：少阴病，下利，脉微阳虚涩阴虚。呕而汗出，阳虚则阴寒上逆而为呕，阴虚则阴不内守而汗出。必数更衣，反少者，七字是一字之眼目，阳虚则气下坠，阴虚则动努矣。当温其上，灸之。言当灸百会一穴，以温其上，不可偏温其下，

---

〔1〕舌干：《伤寒论》原文作"咽干"。

〔2〕戢（jí 辑）：止息，收敛。

〔3〕浅注：指陈氏另一著作《伤寒论浅注》。

〔4〕履霜坚冰至：语出《周易》。因履霜而知冰将至，借喻须防患于未然。履，脚踏。

〔5〕跌：底本作"叙"，今据光绪本改。跌，文字故意顿挫，俗谓之跌。

以灼真阴。言外见对待之阴阳，分而为两；互根之阴阳，合而为一也。少阴篇文字空灵幻变，不可方物[1]，老子其犹龙矣乎[2]。

---

〔1〕方物：语出《史记》"民神杂糅，不可方物"。意思是不易识别。

〔2〕老子：姓李名耳，字伯阳，亦称老聃，春秋时人，著《老子》一书，为道家之祖。

犹龙：象龙一样。借喻其人道德之高，不可捉摸。《史记》："孔子谓弟子曰，'吾见老子其犹龙耶？'"

卷六

厥阴篇[1]

厥阴为风木之脏，从热化者多，
从寒化者少，以木中有火故也。

何谓厥阴证？《伤寒论》云：厥阴之为病，消渴火盛，气上撞心，气逆即火逆也。心中疼热，火邪入心，饥火能消物也。而不欲食，木克土也，食则吐蚘，虫为风化，一闻食臭，则上入于膈而吐出。下之，利不止，误下伤胃气是也[2]。厥阴为两阴交尽，宜无热证。然厥阴主肝，而胆藏于内，则厥阴热证，皆少阳之火内发也。要知少阳、厥阴同一相火。相火郁于内，是厥阴病；相火出于表，为少阳病。少用咽干，即厥阴消渴之机；胸胁苦满，即气上冲心之兆；心烦，即疼痛之初；不欲食[3]，是饥不欲食之根；喜呕，即吐蚘之渐。故少阳不解，转属厥阴为病危；厥阴病衰，转属少阳为欲愈。

乌梅丸为厥阴证之总方，吐蚘久利者尤宜。

病初起手足厥冷，脉微欲绝，宜当归四逆汤；有久寒，加生姜、吴萸、酒、水各半煎。以相火寄于肝，经虽寒而脏不寒，故先厥者后必发热。手足愈冷，肝胆愈热，故云厥深热亦深也。姜附不可妄投。

---

〔1〕厥阴篇：光绪本作"厥阴篇第六"。

〔2〕厥阴之为病……伤胃气是也：蚘，"蛔"的异体字。此段与《伤寒论》原文出入颇大。《伤寒论》第326条为："厥阴之为病，消渴，气上撞心，心中疼热，饥而不欲食，食则吐蛔，下之利不止。"

〔3〕欲：底本作"饮"，今据光绪本改。

脉结者，脉缓时一止曰结。《活人》云[1]：阴盛则结。代者，一脏气败，其脉动而中止，不能自还，而他脏代之。心动悸，心气不宁，炙甘草汤主之[2]。按：他经亦有此证，是阳气大虚，虚极生寒，非姜、附、肉桂不为功。若用此药，是速其死也。惟厥阴证，肝中之相火本少阳之生气，而少阳实出坎中之真阴，即《经》所谓阳为之正、阴为之主是也。

按：前言表证而手足厥逆，此言里证而脉结代，虽为厥阴寒化，终不用姜、附大热之品，以厥阴之脏相火游行于其间故也。

脉微欲绝不可下。若脉滑而厥，是内热郁闭，所谓厥应下是也。下之是下其热，非下其实。泄利下重者，四逆散[3]；欲饮水数升者[4]，白虎汤；皆所以下无形之邪也。若以承气下之，利不止矣[5]。

热利下重者，白头翁汤主之。下利欲饮水者，热也，白头翁汤主之。

以上治热化之法也。

厥者必发热，热与厥相应，热深厥亦深，热微厥亦微，此四证是厥阴伤寒之定局；先热后厥，厥热往来，厥多热少，热多厥少，此四证是厥阴伤寒之变局；皆因其人阳气多少而然。

乘脾、乘肺二证宜辨。

曰伤寒腹满，《经》云：诸腹胀大，皆属于热。此由肝火也。谵语，《经》云：肝气盛则多言。寸口脉浮而紧，紧则弦脉，此肝乘脾也，名曰纵[6]，刺期门。

曰伤寒发热，啬啬恶寒。肺主皮毛，因无头痛项强，非属太阳病，为肺虚。渴欲饮水，无白虎证之欲饮，亦为肺虚。腹满，无承气证，因肺虚不能通调

---

〔1〕《活人》：即《类证活人书》，又名《南阳活人书》，宋代朱肱撰。

〔2〕脉结者……炙甘草汤主之：此段《伤寒论》厥阴病篇无记载，见于太阳病篇第177、178两条。

〔3〕泄利下重者，四逆散：《伤寒论》原载于少阴病篇第318条。

〔4〕欲饮水数升者：见《伤寒论》太阳病篇第168条。厥阴病篇虽设白虎汤条，但无此句。

〔5〕利：底本作"则"，今据光绪本改。

〔6〕纵：发矢叫纵，这里借喻为顺克。

水道，此肝乘肺也。肺金虚不能制木，肝寡于畏，侮所不胜也，名曰横[1]。刺期门，肝有亢火，随其实而泻之。

伤寒阳脉涩，阴脉弦，法当腹中急痛[2]。此亦肝乘脾也。先与小建中汤平肝以补脾；不差者，中气虚而不振，邪尚流连，与小柴胡汤主之。令木邪直走少阳，使有出路，所谓阴出之阳则愈也。

伤寒厥而心下悸者，宜先治水，当服茯苓甘草汤，却治其厥；不尔，水渍入胃，必作利也，此亦肝乘肺也。虽不发热恶寒，亦木实金虚，水气不利所致。上节腹满，是水在中焦，故刺期门以泄其实；此水在上焦，故用茯苓甘草汤以发其汗。此方是化水为汗、发散内邪之剂，即厥阴治厥之剂也。

《内经》云：厥阴之上，风气治之，所谓本也。本之下，中之见也。见之下，气之标也。又曰：厥阴不从标本，而从中见也[3]。又曰：厥阴为阖[4]。又《热病论》曰：伤寒六日，厥阴受之。厥阴脉循阴器而络于肝，故烦满而囊缩。厥阴木气逆，火气盛，故烦满；循阴器，故囊缩。

盖厥阴以风木为本，以阴寒为标，中见少阳。厥阴为阴极，故不从标本，而从中见。本论从厥阴自得之病为提纲，故先曰消渴，气上撞心，心中疼热，饥而不欲食，食则吐蛔，下之利不止等证。然必合之外证有厥热往来之气化。或呕或利，方为真厥阴。其余或厥，或利，或呕，内无气上撞心、心中疼热等证，皆似厥阴而非厥阴也。其云消渴者，消为风消，渴为木火上熏也。其云气上撞心者，木气上凌心包也。其云心中疼热者，是其气甚则为火，火甚即生热。阴血受灼，不足荣养筋脉，故筋脉不舒而疼；胃液受灼，故饥。其云不欲食者，是木气横逆也。其云食则吐蛔者，蛔感风木之气而生，闻食臭则出。湿热腐成，居于胃底，无食则动，胃寒则出，胃热亦出。下之利不止者，阴寒在下也。

---

〔1〕横：指反侮。

〔2〕伤寒……腹中急痛：此条《伤寒论》原载于太阳病篇第100条。

〔3〕厥阴不从标本，而以中见也：厥阴本风，中见少阳火，木（风）从火化。所以厥阴不从标，也不从本，而从中见。

〔4〕厥阴为阖：厥阴为三阴之尽，故称为阖。

二章一节云：厥阴中风，脉微浮为欲愈，不浮为未愈。阴经受邪，脉当沉细。今反浮者，以风为阳邪，元气复而邪将散，故脉见微浮。不浮则邪深入不外散，故为未愈。二节言欲愈之时。盖少阳旺于寅卯，解于此时者，中见少阳之化。三节厥阴阴之极[1]，渴欲饮水。水为天一所生之水，以水济火，阴阳气和而病自愈。提纲后止此三节提出厥阴病，其余则曰伤寒，曰厥，曰下利，而不明言厥阴病。以厥阴从中见，而不从标本也。

三章一节曰：诸四逆厥者，不可下之，虚家亦然。总起下文诸节厥逆之意，亦以承上文下之利不止。夫四逆厥者，咸藉生阳之来复，故不可下，非特阳气太虚寒邪直入，即热深者亦间有之。热盛于内，内守之真阴被烁几亡，不堪再下以竭之。故申其戒曰，气血两虚之家即不厥逆，亦不可下也。二节言阴阳、寒热互换之理。厥阴伤寒，先厥后发热而利，必自止。厥不再作，利亦不再下。若见厥，则复利。三节言寒热胜复之理，而归重于胃气也。凡厥、利，当不能食，今反能食者，恐中气除去，求救于食，当以索饼试之。若胃气能胜谷气而相安，则不暴然发热[2]，恐暴热来骤而去速也。本发热六日，厥反九日，复发热三日，热与厥无太过不及，故期旦日夜半愈。若再发热三日，兼之脉数，此中见太过，热气有余，必发痈脓也。总之，厥、利转为发热，乃属愈期。仲师不是要其有热，要其发热而厥、利止。厥、利止而热亦随罢，方为顺候。若热气有余，则伤血分，而化为如痈之脓，非发痈也。数脉为热气有余，迟脉为寒气不足。伤寒六七日，阴尽出阳，可望其阳复。与黄芩汤复除其热，热除内外皆寒，腹中应冷，当不能食，今反能食，此中气已除，必死。此节因脉数而推及脉迟，反复以明其义。五行言热化太过，火热下行，则便脓血；火热上升，则咽痛而为喉痹。随其经气之上下而为病也。伤寒先厥后发热，下利必自止，而反汗出，阴液泄于外而火热炎于上，必咽中痛，其喉为痹。发热无汗而利必自止。发热无汗而利不止，则阳热陷下必便脓血。火热下行，故其喉不痹。第六节遥承诸四逆厥者不可下，恐泥其说也。

---

〔1〕三节：其下疑漏"言"字。

〔2〕暴然：急猛，突然。

伤寒一二日至四五日而厥者，必发热也，是先厥后发热也。前热者后必厥，是先热后厥。厥之日期深者，则发热亦深；厥之日期微者，则发热亦微。厥应下之，前不可下，指承气等方；此应下，热证轻有四逆散，重有白虎汤，寒证有乌梅丸是也。沈尧封云：厥阴乃正邪分争，一大往来寒热，厥深热深，厥微热微。言寒热轻重，论其常理。其有不然，亦以决病之进退矣。厥阴为三阴之尽，病及此，必阴阳错杂。厥阴肝木，于卦为震[1]，一阳居二阴之下[2]，是其本象。病则阳泛于上，阴伏于下，而下寒上热之证作矣。其病藏寒，蚘上入膈，是下寒之证据也；消渴，心中疼热，是上热之证据也。况厥者逆也，下气逆即是孤阳上泛；其病多升少降，凡吐蚘、气上撞心，皆是过升之病；治宜下降其逆上之阳，取《内经》"高者抑之"之义。其下之法，非必硝、黄攻克实热方为下剂，即乌梅丸一方已具。方中无论黄连、乌梅、黄柏，苦酸咸为下降药，即附子直达命门，亦莫非下降药也。下之而阳伏于下，则阴阳之气顺而厥可愈。倘误认为外寒所束，而反发其汗，则心中疼热之阳尽升于上[3]，而口伤烂赤矣。以厥阴之脉，循颊，裹环唇内故也。七节言厥热相应，阴阳平，当自愈。八节云：凡厥者，阴阳气不相顺接，便为厥。厥者，手足逆冷是也。观以"凡"字冠首，不独言三阴之厥，并该寒热二厥在内矣。盖阳受气于四肢，阴受气于五脏，阴阳之气相贯，如环无端。若寒厥，则阳不与阴相顺接；热厥，则阴不与阳相顺接也。或曰，阴不与阳相顺接，当四肢烦热，何反逆冷也？不知阳邪热邪深入，阳气壅遏于里，不能外达于四肢，亦为厥。岂非阴与阳不相顺接之谓乎？九节以惟阴无阳之藏厥，托出阴阳不和之藏寒为蚘厥。伤寒脉微而厥，至七八日，肤冷，其人躁无暂安时者，此为藏厥。夫少阴水火不交，则为烦躁；若真阴欲脱，则但躁不烦，与厥阴之但烦不躁者不同。蚘厥者，其人当吐蚘。今病者静而复时烦，此为藏寒。蚘上入隔故烦，须臾复止。得食而呕又烦者，蚘闻食臭出，其人当自吐蚘。蚘厥者，乌梅丸主之，又主久利方。吐蚘言其常，不吐蚘而呕烦，风木之动，

---

〔1〕于卦为震：八卦中的震卦属风，于位为东方。厥阴风木与震卦相应。

〔2〕一阳居二阴之下：震卦"☳"中的"⚏"象阴，"—"象阳，故称。

〔3〕则：底本作"以"，据光绪本改。

亦可以吐蚘例也。《金匮》云：腹中痛，其脉当沉而弦[1]，今反洪大，故有蚘虫。蚘虫之病，令人吐涎、心痛、发作有时，毒药不止者[2]，甘草粉蜜汤主之。盖腹痛脉多伏，阳气内闭或弦，则邪气入中也。今反洪大，是蚘动而气厥也。吐涎，吐出清水；心痛，痛如咬啮，时时上下也。蚘饱而静，其痛立止；蚘饥求食，其痛复发也。十节、十一节言厥阴必藉少阳、少阴之枢转。枢转不出，逆于阴络而为便血；枢转不出，逆于膀胱、关元而为冷结[3]。厥阴伤寒，热少厥微，指头寒，默默不欲食，烦躁数日，小便利，下利色白，此热除，欲得食，其病为愈。若少阴枢转不出，故厥而呕。少阳枢转不出，胸胁烦满者，阴阳并逆，不得外出。内伤阴络，其后必便血。热邪内陷为便血，寒邪内陷则手足厥冷。言我不结胸，胸在上而言阳，腹在下而主阴，各从其类，故少腹满。以厥阴之脉过阴器，抵少腹，按之则痛，此冷结在膀胱、光元也。十二、十三节言阴阳胜负，可以日数之多寡验之。厥少热多，阳气大过，阴血受伤，其后必便血，以厥阴主包络而主血。寒多热少，阴气盛而阳气退，其病为进。人之伤于寒，则为热病，热虽甚不死，是伤寒以热为贵。然热不及者病，太过者亦病。故此二节，论寒热之多少，以明不可太过与不及也。仲师以热多为病愈，厥多为病进者，是论病机之进退。以厥为热邪向内，热为热邪向外，外来客热向外为退[4]，向内为进也。故热多为病邪向愈之机，不是病邪便愈之候。所以纵有便脓血之患，而热迫荣阴，与热深厥逆者，仍有轻重也。

厥阴有不治之死证，不可不知。伤寒六七日，脉微，手足厥冷。虚阳在上，不得下交于阴，故烦；真阴在下，不能上交于阳，故躁。此阴阳水火不交，宜灸厥阴以启阴中之生阳，而交会其水火。若厥不还，则阳气不复，阴气乖离，

[1] 而弦：《金匮要略》原文作"若弦"。

[2] 毒药：原泛指药性较猛或有副作用的药物。这里据《金匮要略心典》解释，是指锡粉、雷丸等杀虫之药。

[3] 冷结：寒冷凝结。《伤寒论》第340条："小腹满，按之痛者，此冷结在膀胱关元也。"

[4] 外来：底本作"内来"，据光绪本改。

故死。厥不还者死，则知发热为厥阴之生机。然发热亦有三种死证：伤寒发热当利止，而反下利；身虽热而手足反见厥逆，孤阳外出，独阴不能为之守；更加躁不得卧，阴盛格阳，主死。伤寒发热下利至甚，厥不止者，即无躁不得卧，亦主死。《金匮》云：六府气绝于外者，手足寒[1]；五脏气绝于内者，利下不禁。藏府气绝故主死。伤寒六七日不利，若发热而渴，汗濈濈而微利，是阳复之证。倘热、汗、下三者一时并见，乃真阳之气虚脱于内为利，浮散于外为热，发越于上而为汗，主死。亡阳有死证，亡阴亦有死证。伤寒五六日，不伤于气而伤于血，故不结胸，不结胸则腹亦不硬而濡软。伤于血则脉虚，血虚于内，不能与阳相接于外，故手足复厥。厥不为热深，而为亡血。下之愈亡其阴，故死。发热而厥，至七日，六气已周[2]，来复于太阳则应止。今不惟不止，而反下利，阴盛虽未至于死，亦为难治。

　　五章凡八节，皆论厥证有寒有热，有虚有实也。阳盛则促，虽手足厥逆，亦是热厥，忌用火攻。然有阴盛之极，反假现数中一止之促。但阳盛者，重按之指下有力；阴盛者，重按之指下无力。伤寒脉促，知其阳盛之假；手足厥冷，知其阴盛之真。可于厥阴井、荥、经、俞等穴灸之，以启其陷下之阳。此厥阴证之寒也。伤寒脉滑而厥者，阳气内郁，不能外达，外虽厥而里有热，白虎汤主之。脉微而厥为寒厥，脉滑而厥为热厥。阳极似阴，全凭脉以辨之，然必烦渴引饮，不大便，乃为里有热也。经脉流行，荣周不息，经血虚少，不能流通畅达，手足厥寒，脉细欲绝者，当归四逆汤主之。若其人内有久寒，加吴萸、生姜。厥阴肝脏，藏荣血以应肝木，胆府内寄，风火同原。苟非寒邪内犯，一阳生气欲寂者，不得用大辛大热之品以扰动风火。不比少阴为寒水之脏，其在经之邪，可与麻、辛、附子合用。是以虽有久寒，不现阴寒内犯之候者，加生姜以宣泄，不取干姜之温中；加吴萸以苦降，不取附子之助火。分经投治，法律精严，学者所当则效也[3]。经脉内虚而厥，有当归四

────────────────

〔1〕手足寒：《金匮要略》原文其下还有"上气脚缩"四字。
〔2〕六气已周：六经由太阳至厥阴已行尽，周而复始。六气，这里指六经。
〔3〕则效：遵循和效法。则，准则；这里引申作动词用。效，仿效。

逆汤之治。而阳虚之厥，反作假热，又当何如？大汗出，谓如水淋漓；热不去，谓热不为汗衰。盖言阳气外泄[1]，寒邪独盛，表虚邪盛，势必失和。有内拘急、四肢疼之证，再见下利、厥逆，阴寒内，盛；恶寒，阳气大虚，故用四逆汤温经复阳，以消阴翳。大汗、身热、四肢疼，皆是热邪为患，而仲师便用四逆汤者，以外有厥热、恶寒之证，内有拘急、下利之候。阴寒毕露，则知汗出为阳气外亡，身热由虚阳外泄，肢冷由阳气内脱。其辨证又只在恶寒、下利。总之，仲师辨阳证，以恶热、不便为里实。上节阳虚有假热，此节阳虚无假热。大汗若大下利而厥冷者，四逆汤主之。汗而云大，阳气亡于表；下利云大，阳气亡于里。加以厥冷，何不列于死证？玩本文不言五六日、六七日，可知乃阴寒骤中。邪气虽盛，正气初伤，急温正气犹能自复，故用四逆汤胜寒毒于濒危[2]，回阳气于将绝。汗利止，厥回，可望生全。不因汗下而厥冷，用当归四逆汤；因汗下而厥冷，用四逆汤；此缓变之机权也。此证无外热相错，为阴寒之证易明。然云大汗[3]、大下，则津液亦二，此际救阳为急，阳回，亦当徐救其阴也。亦有因痰水而致厥者，病人无他证，手足厥冷。四肢受气于胸中，因痰饮结聚，斯气不能通贯于四肢[4]。脉乍紧者，痰脉怪变无常。不紧而忽紧，忽紧而又不紧，邪结在胸中。胸者，心主之宫城。心为邪碍，心下满而烦，饥不欲食。病在胸中，当须吐之，宜瓜蒂散，即《内经》所谓"高者引而越之"之意。再言水厥。伤寒厥而心下悸，宜先治水，当服茯苓甘草汤，却治其厥；不尔，水渍入胃，必作利也。此厥阴病预防下利之法。病至厥阴，以阳升为欲愈，邪陷为危机。厥而下利，则中气不守，邪愈内陷。此条厥而心下悸，水邪乘心，心阳失御，见此则治厥为缓，而治水为急。何也？厥犹可从发热之多少，以审进退之机，水必趋于下而力能牵阳下坠故也。伤寒六七日，大下后，寸脉沉而迟，手足厥冷，下部脉不至，咽喉不利，唾脓血，泄利不止，为难治，麻黄升麻汤主之。寸脉，

---

〔1〕阳：底本作"寒"，据光绪本更正。
〔2〕濒危：光绪本作"方危"
〔3〕然云大汗：光绪本无"云"字。
〔4〕斯：这里作连词用，那么，就。

气口也，气口独为五脏主，胃阳衰而寸脉沉迟也。四肢为诸阳之本，阳虚故手足厥冷。下后阳虚，故下部脉不至。下寒则热迫于上，故咽喉不利而吐脓血也。即前所谓厥后热不除者，必便脓血。热气有余，必口伤烂赤泄利不止。寒邪在下，正虚邪实，阴盛阳衰，寒多热胜，表里舛错[1]。治寒则遗其热，治热则遗其寒，补虚必助其实，泻实必助其虚，诚为难治。

六章十八节皆统论厥阴下利，有寒热、虚实、阴阳、生死之不同。伤寒四五日，腹中痛，若转气下趋少腹者，厥阴阴寒内合太阴，由太阴而仍归厥阴。下而不上，此欲自利也。伤寒本自寒下[2]，医复吐下，寒格更逆吐下[3]，若食入口即吐，干姜黄连黄芩人参汤主之。其人本从于寒而下利，复吐下之，下因下而愈寒[4]，上因吐而愈热，寒热相阻而成格证，非寒热相结而成痞证。不食则不吐，是心下无水[5]，故不用姜、夏，以干姜辛温除寒下，而辛烈又能开格纳食也。下利有微热而渴，脉弱者，今自愈，此言得中见之化也。下利脉数，有微热汗出，今自愈。设复紧，得厥阴之气矣，故为未解。下利，手足厥冷，无脉者，阳陷下，不得横行于手足，又不能充达于经脉也。灸之不温，若脉不还，反微喘，是根气绝于下，阳气脱于上，故死。少阴负跌阳者为顺也。负，承也。跌阳乃阳明胃脉。言少阴之得上承阳明，则阴气生而脉还，阳气复而得温，故为顺也。下利阳气下陷，其脉当沉；阴气内盛，其脉当迟；今不沉迟，而寸脉反浮数，是热伤心包。尺中自涩者，下利阴血虚也。阳盛血虚，迫血下行，必清脓血[6]。上节言阴盛伤阳，此节言阳盛伤阴。下利清谷，藏气虚寒，不可攻表。汗出则表阳外虚，里阴

---

〔1〕舛（chuǎn 喘）错：错乱。

〔2〕寒下：这里指虚寒腹泻。

〔3〕寒格更逆吐下：本来由于寒格，又误用了吐下法。寒格，指上热为下寒所格，致饮食入口即吐。更，又；更加。逆，错误的治疗。

〔4〕下因下而愈寒：下焦因为用下法而更加虚寒。前一个"下"是名词，下焦；后一个"下"是动词，攻下。

〔5〕无水：没有水气。

〔6〕清：同"圊"。圊，本义为厕所，此引申为大便。

内结，故必胀满。经云：藏寒生满病。下利，脉沉弦，则少阳初之气下陷，下重是火邪下逼。若阳热甚而脉大，而非初阳之脉象，为未止。脉微弱为阴，数为阳，乃阴中有阳，为欲自止。《内经》有身热则死之说，而此得少阳中见之化，为阴出阳，虽发热不死。厥阴阴寒下利，脉沉而迟，其人面少赤。三阳之气上循头面，阳格于上，喜得少阳之热化，身有微热，然而下利清谷者，厥阴之标阴全陷于下。阳热在上，阴寒在下，两不相接，惟取少阴篇大方救之，从阴出阳，必郁冒、汗出而解。病人必微厥，所以然者，其面戴阳，下虚故也。下利、脉数而渴者，今自愈；设不差，必清脓血，以有热故也。言当愈不愈，必热伤心包络而便脓血。申明所以便脓血者，以脉数而渴，内有热故也。下利后脉绝，下焦生气不升；手足厥冷，中焦土气不和；晬时环转一周〔1〕，脉还手足温者，中土之气将复。复能从中焦而注于手太阴，故生。脉不还者，中土已败，生气已绝，虽手足不逆冷亦主死。此言生死之机，全凭脉息，而脉之根又借于中土也。诸节皆言下利，此节独言下利后，则与少阴下利而头时时自冒者同意。利后似乎邪去，殊不知正气与邪气俱脱之故。晬时脉还，手足温，阳气尚存一线，犹可用四逆、白通等法，以救将绝之阳也。伤寒下利，日十余行，病在厥阴。而三阳、三阴之气皆虚，脉反实者，无胃气柔和之脉，乃真元下脱，故死。谷入于胃，借中土之气，变糟粕，上奉心化赤〔2〕。厥阴标阴气盛，入胃不能变化精微，蒸津液而泌糟粕，清浊不分，下利清谷，里寒外热，汗出而厥者，通脉四逆汤主之。此言里不通于外而阴寒内拒，外不通于里而孤阳外越，非急用大温之剂，必不能通阴阳之气于顷刻。厥阴标阴病，则为下利清谷。厥阴中见得病，则为热利下重者，白头翁汤主之。《内经》所谓暴注下迫，皆属于热也。下重者，厥阴经邪热入下于大肠之间。肝性急速，邪热甚则气滞壅塞，其恶浊之物急欲出而不得，故下重也。下利腹满，身体疼痛，先温其里，乃攻其表。温里宜四逆汤，攻表宜桂枝汤。脏寒生满病，水谷之气下行，阴寒之气上逆，故先温其里寒，后去其表寒也。下利欲饮水者，

〔1〕晬（zuì 最）：本义为小孩出生一周岁。这里借喻气血由中焦至手足运行一周。
〔2〕上：底本作"犹"，光绪本作"上"。据《灵枢·营卫生会》意，似以"上"为是。

以有热故也，白头翁汤主之。此申明白头翁汤能清火热以下降，而引阴液以上升也。下利谵语者，中见火化[1]，与阳明燥气相合，胃气不和有燥屎也。厥阴忌下，有燥屎不得不下，宜小承气汤微和胃气。下利后更烦，水液下竭，火热上盛，按之心下濡者，非上焦君火亢盛之烦，乃下焦水阴不得上济之烦，此为虚烦，宜栀子豉汤。

呕家有痈脓者，热伤包络，血化为脓也。腐秽欲去而呕，不可以辛散之品治呕，反逆其机，热邪内壅，无所泄矣。俟脓尽则热随脓去而自愈。此章四节俱厥阴之呕，有血气、寒热、虚实之不同也。呕而脉弱，里气大虚，小便复利，气机下泄，身有微热，见厥者，阴阳之气不相顺接，上者自上，下者自下，有出无入，故为难治，四逆汤主之。干呕吐涎沫、头痛者，吴茱萸汤主之。此言厥阴阴寒极盛，津液为寒气绊迎而上[2]。所呕皆涎沫，而无饮食痰饮，而且逆行巅顶而作头痛，非大剂不能治此暴剧之证。方中无治头痛之药，以头因气逆上冲，止呕即所以治头痛也。呕而发热者，小柴胡汤主之。厥阴与少阳为表里，邪在厥阴，惟恐厥逆、下利。若见呕而发热，是藏邪还府，自阴出阳，无阴邪变逆之患矣，故当从少阳之枢而治之。伤寒以胃气为本，不独厥阴然也。厥阴不治，取之阳明，尤为要法。伤寒大吐大下之，极虚复极汗出，则外亦极虚。虚则气少，不能交通于内，其人外气（怫）郁，恰似外来之邪怫郁于表。误认为邪热，复与之水以发其汗，因得哕，所以然者，胃中寒冷故也。伤寒哕而腹满，视其前后，知何部不利，利之则愈。哕既有虚寒之证，亦有实热之证。厥阴之经，抵少腹，挟胃，上入颃颡[3]。凡哕呃之气，必从少腹而起，由胃而上升于咽嗌故也。夫伤寒至哕，非中土败绝即胃中寒冷，然亦有里实不通，气不得下泄反上逆而为哕者。《玉机真藏论》云：脉盛、皮热、腹胀、前后不通、闷瞀[4]，此谓五实。身汗得后利，

〔1〕见：底本作"是"，今据光绪本改。
〔2〕绊迎：受阻而上逆。绊，本义为绳系马足，引申为受阻不行。迎，同"逆"。
〔3〕颃（háng 杭）颡（sǎng 嗓）：咽上腭与鼻相通的部位，亦即软口盖的后部，此处有足厥阴肝经通过。
〔4〕闷瞀（mào 貌）：是眼目昏花，视物不明，同时又觉烦乱不安的一种证候。

则实者活[1]。今哕而腹满，前后不利，五实之二实也。实者泻之视其前后二部，利之则气得通，下泄而不上逆，哕则愈矣。夫以至虚至寒之哕证，亦有实者存焉；凡实热之证，亦有虚者在矣。视其寒热、虚实，而施温凉、补泻，则人无夭札之患矣[2]。

【按】《串解》中的厥阴病篇不是陈修园原著。从吕佺孙序言可以看出，这篇是陈道著续撰的。因此篇中写法与以上五篇略有不同，条理比较凌乱，观点不够明朗。这倒不是说因为是陈道著续撰的，我们就加以非难（前人的学术理论和经验，只要对我们有启发、有帮助，都应继承）。问题是厥阴病篇本来就是《伤寒论》各篇中最难解的一篇。其所以难解在于：①厥阴病的总纲不明确；②厥阴病与厥证相错杂；③厥阴病阴阳胜复、厥热转化较复杂，治法迥异；④典型的厥阴病在临床比较少见。由于这些原因，所以历代医家对本篇的注解分歧比较大。而作为《串解》的续撰者陈道著，当然也不例外。

综观《串解》编写体例，在篇首，三阳病篇以经证、腑证为纲，太阴、少阴病篇以阴（寒）化、阳（热）化为纲；接着指出各病的证型和治疗大法并阐明病机；再次依循《伤寒论》条文分节作了简要分析，读时感到有一定条理。厥阴病篇则不然。篇名下注虽然提到"从热化者多，从寒化者少"，但在篇首只提"何谓厥阴证"，如何热化、寒化，条理欠清，并且把太阳病篇的炙甘草汤、小建中汤，以及"肝乘脾""肝乘肺"等都纳入此篇前面。与前面五篇比较，大为逊色。

乌梅丸是治蛔厥之方，不是厥阴病的总方。陈道著把《伤寒论》第326条作为厥阴病总纲，所以把乌梅丸说是总方。既说乌梅丸是总方，又紧接着说"病初起手足厥冷，脉微欲绝，宜当归四逆汤"，而在篇中又引本论原文"蛔厥者，乌梅丸主之"，说明陈氏对厥阴病总纲及其主方的概念是含糊的。篇

---

[1] 身汗得后利，则实者活：此句颇难解。可能是指发汗后又下利，有虚实之分，如果属实，预后较好。

[2] 夭札：夭折、短命。

首中说"厥阴为两阴交尽，宜无热证"，说明陈氏承认厥阴病本质属寒，至于"厥阴热证皆少阳之火内发"，则是属厥阴热化证；且"厥阴有不治之死证"和"六章十八节皆统论厥阴下利"这两部分中也分析了阴寒内盛的实际存在。可是在篇名注中，因为陈氏先提出"厥阴为风木之脏，从热化者多"的观点，为了维护这个观点，却把乌梅丸、当归四逆汤都列为"以上治热化之法也"，并认为乌梅丸也是属下法。这样的提法，未免牵强附会。

当然，篇中也有许多论点是中肯的，如认为厥证有寒、有热、有虚、有实，对厥阴下利有寒热、虚实、阴阳、生死之不同，以及厥阴重证的分析等，还是有一定的参考价值。总之，这篇有其不足的一面，但也有其可取之处，希读者择善而从。